代謝がすべて

やせる・老いない・免疫力を上げる

池谷敏郎

角川新書

はじめに

小腹がすいたから、チョコレートをひとかけら食べる。

飲みの席では、まずビールとポテトフライを頼む。

仕事中、ちょっと頭がボーっとしてきたなと思って、飴《あめ》をひとつ舐《な》める。

筋トレをがんばったあとに、自分へのご褒美でビールを飲む。


どれもよくやりがちな行動ではないでしょうか。でも、これらはすべて肥満や生活習慣病をかかえてダイエットを必要とする人にとっては、とても残念な行動なのです。

もしもあなたが、体内で起こる代謝の知識を得ていれば、次のようなことが理解できます。

小腹をすかせた時のチョコレートがかえって空腹を生むこと。

「とりあえずビールとポテト」がてきめんに血糖値を上げること。

小さな飴玉が、脂肪をため込む準備を整えてしまうこと。

筋トレ後のお酒が、筋肉をつくる作業を邪魔してしまうこと。

汗をかきやすい人に「代謝が良いですね」と声をかけたり、「代謝を高める」「代謝が悪い」「代謝アップ」といった言葉を耳にしたり、「代謝」という言葉は一般的にも普通に使われます。でも、代謝についてちゃんと理解している人は少ないのが現状です。

ですから、前述のような行動を誰もがやってしまうのです。

代謝とは、食べたものを処理し、有効に使い、そして効率よくためるために体内で行われる一連の化学反応のことです。

第1章では、「代謝とは何か」を説明するとともに、「代謝がすべて」という本書のタイトルのとおり、なぜ代謝の問題があらゆる病気につながるのか、その理由を詳しく説明します。

第2章、第3章、第4章では、「基礎代謝」「活動代謝」「食事代謝（食事誘発性熱産生）」という3つの代謝について説明しつつ、代謝を良くする体のつくり方、体の動かし方、食事のとり方をお伝えします。

第5章では、三大栄養素である「タンパク質」「脂質」「糖質」の代謝について紹介します。この3つの代謝がイメージできると、第4章で紹介する食事のとり方がわかりやすいと思います。

第6章では、本書の総まとめとして、代謝にいい生活を送るための5箇条と1日の過ごし方を紹介します。まずはノウハウを先に知りたいという人は、第6章から読んで、その後、第1～第5章に戻って「なぜそれが大事なのか」という部分を読んでいってもいいかもしれません。

この本では、代謝を理解し、さまざまなシチュエーションにおいて代謝をイメージすることによって、必要な栄養をバランスよく摂《と》り、それを効率よく使い、そして過剰なエネルギーを脂肪として体内に溜《た》め込みすぎないようにすることをめざします。

日ごろ、健康や体調、ダイエットが気になりつつも、いまひとつ行動が伴わないということはありませんか。行動を変えることは容易ではありません。

でも、一つひとつの行動によって体内で起こる代謝をイメージできれば、自然に行動が変わっていくはずです。

代謝を知り、代謝を常に考える生活習慣こそが、現代人のかかえるさまざまな病気の予防に役立つのです。

さあ、ご利益の多い「いつも代謝」生活をはじめましょう！

池谷敏郎

目次

第2章 「痩せた体」より「代謝の良い内臓・筋肉」をつくろう
【基礎代謝と「体」】

第3章　この行動習慣が「あなたの燃費」を変える

【活動代謝と「運動」】

第4章 「有用なものを取り込み、不要なものを消す」コツ
【食事代謝と「食習慣」】

第5章 「三大栄養素」の代謝を理解するだけで【代謝の「健康教養」】

第6章 1日24時間「カンタン代謝生活」のすすめ

【代謝の5箇条】

第1章　「代謝がいい」とは、どういうことか

――【QOLを左右するもの】

[1] まずは「食べたもの」のその後をイメージしよう

糖質が余ると脂肪になる

今朝、何を食べましたか。

食べたものが、体の中でどのような経緯をたどっていくのか、考えたことはありますか。

たとえば、おにぎりをひとつ、あるいは2つか3つ食べたとしましょう。結論から言うと、おにぎりという「炭水化物」を摂《と》ったあと、エネルギーとして使われなかった分は体内で「中性脂肪」としてたくわえられます。

炭水化物（糖質+食物繊維）は太る。そういうイメージをもっている人は多いと思います。最近では、炭水化物抜きダイエットや、糖質制限ダイエットが人気です。

ここで、ちょっと考えてみてください。

太るとは、脂肪がつくということですよね。もう少し正確に言えば、太るとは、全身のいたるところにある脂肪細胞が中性脂肪をため込んで大きくなること。脂肪細胞自体が太っていくのです。さらに、脂肪細胞の数が増えるとも言われています。

でも、糖質（または炭水化物）と脂肪は別物です。糖質がなぜ体内で中性脂肪にすり替わるのか、不思議に思いませんか。

ここで、「代謝とは何か」を理解する第一歩として、朝食に食べたおにぎりが体の中でどのように代謝されていくのか、具体的に見ていきましょう。

食べたおにぎりはどこへ消えるのか

おにぎりを食べると、まず口の中で細かくかみ砕かれ、唾液《だえき》と混ざり合って飲み込まれていきます。このとき、おにぎり（ごはん）の主成分である「デンプン」は、唾液に含まれる消化酵素の「アミラーゼ」によって分解されます。この作用は、食道を通り抜けて胃に入ってからも、胃液によってpH（ペーハー）が下がるまで続きます。ちなみに、胃では糖質の分解酵素は分泌されません。

続いて胃の内容物が十二指腸（胃と小腸をつなぐ部分）に送られると、膵臓《すいぞう》から膵液が分泌され、再びpHが上昇して中和されます。膵液に含まれるアミラーゼも加わり、さらに分解が進むと、「グルコース（ブドウ糖）」が2個くっついた「マルトース」という形になります。そして最終的に、小腸の膜で「マルターゼ」という消化酵素によって糖質の最小単位であるブドウ糖にまで分解され、小腸の表面から吸収されるのです。

このように、体内に吸収可能な形にまで分解していくことを「消化」と言います。

では、小腸から吸収されたブドウ糖はどこへ行くのかと言うと、腸の毛細血管から門脈（肝臓につながっている血管）を通って、まず肝臓に運ばれていきます。そして、肝臓でエネルギー源として利用されるほか、肝臓から血液中に入っていきます。

つまり、「血糖」になるのです。

ごはんやパン、甘いものといった糖質の多い食事をするとダイレクトに血糖値が上がるのは、さまざまな消化器官を通ってブドウ糖という形にまで分解されたあと、肝臓を経て血液中に入っていくからです。

そして、血液中のブドウ糖が増えると、つまり血糖値が上がると、膵臓は「インスリン」というホルモンを分泌します。インスリンは〝血糖値を下げるホルモン〟として知られていますよね。血糖値を一定に保つためにふだんから少量のインスリンが分泌されていますが、食後に血糖値が上がると追加で大量のインスリンが分泌されるのです。

このとき、インスリンはいろいろな方法を駆使して血糖値を下げています。

インスリンが出ると脂肪がたまる

ひとつには、インスリンは全身の細胞、とくに肝臓や筋肉に働きかけて血液中のブドウ糖を取り込むように促します。

取り込まれたブドウ糖は、エネルギー源として用いられますが、すべての血糖がすぐにエネルギーとして利用されるわけではありません。余った分は、今後必要になるときのために、「グリコーゲン」という形に変換され、肝臓や筋肉に貯蔵されます。肝臓でのグリコーゲンの合成を促すのも、インスリンです。

グリコーゲンは、備蓄用のエネルギーのようなもの。血液中のブドウ糖が不足すると（血糖値が下がると）、肝臓は、備蓄していたグリコーゲンをブドウ糖に戻し、血液中に補給します。逆に血糖値が上がると、分泌されたインスリンが肝臓に働きかけて、グリコーゲンへの合成を促すとともに、グリコーゲンの分解を抑えるのです。

ただし、肝臓や筋肉にグリコーゲンとして備蓄しておく量には限りがあります。いつ使われるかもわからないものを大量に備蓄しておいても仕方ありませんよね。

エネルギーとしても利用されないし、備蓄用のグリコーゲンとしてもこれ以上ためておけない――。そうなると、余ったブドウ糖はどこへ行くのかと言うと、中性脂肪に作り替えられて筋肉や脂肪細胞のなかにたくわえられていきます。このとき、中性脂肪の合成を促進するのも、インスリンの作用なのです。

こうしたことが起こるので、必要以上に――エネルギーとして消費する分とグリコーゲンとして備蓄する分以上に――糖質を摂ると、中性脂肪が増えて太るのです。

糖質がいつの間にか脂肪に変わるカラクリ、わかっていただけたでしょうか。

朝に食べたおにぎりがひとつであれば、エネルギーとして使われる分と釣り合いが取れるでしょう。あるいは、日ごろからよく体を動かしている人であれば、消費するエネルギーが多いので、おにぎりを少し多めに食べても釣り合いが取れるかもしれません。

しかし、大して体を動かす習慣のない人が朝から2つも3つもおにぎりを食べたら、どうでしょうか。食事で摂ったブドウ糖が余って、最終的には中性脂肪として脂肪細胞の中にたまってしまい、ポッコリお腹をつくっていくことになります。

［２］体の異常・不調は「メタボ＝代謝のオーバーヒート」から起こる

「メタボリック」とは代謝のこと

先に紹介したのは、おにぎりという糖質がどのように代謝されるのかという例でした。食べたものを分解して体内に取り入れ、エネルギー源や体を形づくる材料として使い、使われなかった分はいざというときのために備蓄しておいたり、別のものに作り替えたりする――という代謝の枠組みは、糖質以外の栄養素にも共通しています。

代謝は、私たちが生きていく上でとても効率の良いシステムです。余った分が最終的に中性脂肪としてたくわえられることも、決して悪いことではありません。病気やケガ、あるいは飢餓など、いざというときのエネルギー源になります。つまり、「備蓄用」です。

ただし、問題はその量。いざというときのための備蓄用が増えすぎて使いきれなくなってくると、それまではうまく回っていた代謝のシステムがオーバーヒートしてきます。たとえるなら、ハードディスクの容量がいっぱいになって、パソコンがオーバーヒートするようなもの。オーバーヒートした私たちの体では、あふれ出た脂肪が異常なところにたまりはじめたり、さまざまな害を及ぼす物質を出しはじめたりするのです。

これが、「メタボリックシンドローム」です。

メタボリックシンドロームとは、内臓脂肪の蓄積をきっかけに高血糖や脂質代謝異常、高血圧が重なり、心臓病や脳卒中といった重大な病気になりやすい状態に陥ること。

具体的には、次のうち2つ以上に当てはまると、メタボリックシンドロームと診断されます。

「内臓脂肪型の肥満（腹囲が男性85センチ以上、女性90センチ以上）」に加えて、

①脂質代謝異常（中性脂肪値１５０㎎／dℓ以上
　または　ＨＤＬコレステロール40㎎／dℓ未満）

②高血圧（最高血圧１３０㎜Hg以上　または　最低血圧85㎜Hg以上）

③高血糖（空腹時血糖値１１０㎎／dℓ以上）

ちなみに、腹囲が男性で85センチ以上、女性で90センチ以上というのは、ＣＴ検査などで腹囲の断面図を見たときに内臓脂肪が１００㎠以上の面積を占めている目安です。

メタボリックシンドロームに着目することで将来的に起こる可能性の高い重大な病気を予防しようと、2008年からメタボ健診（特定健康診査・特定保健指導）が行われていることはみなさんご存知だと思います。

ところで、メタボリックシンドロームの「メタボリック」が何を意味しているのかは、知っていますか。

「メタボリック（metabolic）」とは、「代謝の」という意味です。

そう、メタボこと、あらゆる病気を引き起こす元として知られるメタボリックシンドロームは、日本語に訳すなら「代謝異常症候群」なのです。つまり、内臓脂肪の蓄積をきっかけに起こる代謝異常のこと。

日ごろの生活習慣が原因で内臓脂肪を代謝しきれなくなって過剰にたまると、糖の代謝異常（高血糖）や脂質代謝異常、高血圧などが重なり、やがては全身に弊害が及ぶようになります。内臓脂肪のオーバーヒートが全身のオーバーヒートを引き起こす、とイメージしていただければいいでしょう。

では、〈メタボリックシンドローム＝代謝のオーバーヒート〉では、どのような弊害が生じるのでしょうか。

糖の代謝異常から引き起こされる糖尿病、動脈硬化、脳心血管系疾患

まず、内臓脂肪が増えると糖の代謝が悪くなります。糖の代謝で重要な役割を果たしているインスリンの働きが悪くなるのです。つまり、インスリンが効きにくい体になってしまう。

脂肪は、ただ存在するだけではなく、さまざまな生理活性物質（まわりに何らかの〝指令〟を出して、体の働きを調節する物質のこと）を分泌して〝指令〟を出し、全身の臓器に働きかけています。この脂肪細胞から分泌される生理活性物質のことを総称して「アディポサイトカイン」と言いますが、太ると、分泌されるアディポサイトカインの種類が変わります。

中性脂肪をたくわえて太った脂肪細胞からは、アディポサイトカインの一種である「TNF‐α」や「レジスチン」の分泌が増加します。これらはいずれも、血液中のブドウ糖を細胞に取り込ませるというインスリンの働きを阻害します。

逆に血糖の取り込みを促すのが「アディポネクチン」というアディポサイトカインですが、こちらは内臓脂肪が増えれば増えるほど分泌が少なくなります。

内臓脂肪が増えると、インスリンの働きを邪魔するものが増え、インスリンの仕事である血糖の取り込みを促すものは減るので、インスリンの働きは低下するのです。それを下げるインスリンの働きが悪くなれば、食後に血糖値が急上昇しやすくなります。それを下げるために、さらなるインスリンが大量に投入されるので、今度は血糖値の急降下を招きやすくなります。

食後に血糖値が急上昇して急降下することは「血糖値スパイク」や「食後高血糖」と言われ、これを続けていると、やがては食後だけではなく空腹時にも血糖値が高くなる「糖尿病」になっていきます。

それだけではありません。空腹時血糖値が正常であっても、食後に血糖値が上がったり下がったりすることを繰り返していると、血管内で活性酸素が大量に発生し、血管の内側を傷つけて血管を老けさせ、「動脈硬化」を進めて「心筋梗塞《こうそく》」や「脳卒中」といった重大な血管病を引き起こしやすくなるのです。そのため、糖尿病まで至らなくても、食後高血糖（血糖値スパイク）を引き起こすこと自体が血管病のリスクを上げることがわかっています。また、内臓脂肪がたまると、別の意味でも動脈硬化が進むとともに脳心血管系疾患が起こりやすくなります。

先ほど紹介したアディポサイトカインの一種に、「PAI－1」というものがあります。内臓脂肪が増えるとPAI－1の分泌が増えることがわかっていて、そうすると血管内に血液の塊である「血栓」ができやすくなり、動脈硬化の増悪《ぞうあく》（症状が悪化すること）とともに脳梗塞、心筋梗塞などを引き起こしやすくなるのです。

インスリンの過剰分泌が招く高血圧、脂質代謝異常、肥満

インスリンは血糖値を下げてくれる善玉のホルモンとして語られることが多いですが、内臓脂肪が増えてインスリンの働きが悪くなり、インスリンが過剰に出るようになると、インスリンの悪い働きのほうが前面に出てきてしまいます。薬も過ぎれば毒となる、ではありませんが、ふだんは私たちにとって助けとなる働きをしてくれるインスリンも過剰になると、マイナスの面が大きく出てしまうのです。

食後高血糖を招くこと以外にも、①さらなる肥満を招く、②血圧を上げる、③脂質の代謝が悪くなる、といった悪さをしてしまいます。

一つひとつ、説明しましょう。

まず、インスリンと肥満の関係ですが、インスリンは、じつは「肥満ホルモン」とも呼

ばれています。血糖値を下げる裏側で、余ったブドウ糖を中性脂肪に変えて脂肪細胞にためこませているからです。

つまり、インスリンがたくさん出るということは、太るということと同じといっても過言ではないのです。

インスリンの分泌が増えれば増えるほど、内臓脂肪も増えやすくなります。内臓脂肪が増えれば、ますますインスリンの効きが悪くなりますから、インスリンの分泌量もさらに増えて脂肪をため込むようになる……。そうしてメタボのラビリンスに陥るわけです。

また、インスリンの分泌が増えると、高血圧にもつながります。過剰なインスリンは、腎臓からのナトリウム（塩分）の排泄《はいせつ》を減少させたり、自律神経のうちの交感神経を緊張させて血管を収縮したりして、高血圧の原因になるからです。

さらに、脂肪細胞が大きくなると、血管を収縮させて血圧を上げる方向に働きかける「アンジオテンシノーゲン」というアディポサイトカインの分泌が増えます。このことも、内臓脂肪が増えると高血圧になりやすい一因です。

３つめのインスリンと脂質代謝の関係はと言うと、何度も説明したとおり、インスリンは血中に余ったブドウ糖を細胞に取り込ませて中性脂肪としてたくわえさせます。ですから、インスリンが過剰に分泌されると、まず中性脂肪値も上がりやすくなるのです。

さらに、中性脂肪値が上がれば、悪玉コレステロールがさらに悪質になることもわかっています。コレステロールには、悪玉と呼ばれる「LDLコレステロール」と善玉と呼ばれる「HDLコレステロール」があることはよく知られています。

この悪玉と善玉の比率に注目されがちですが、じつは、悪玉のLDLコレステロールには大まかに分けて「大・中・小」と3つのサイズがあるのです。どれも人相は悪いのですが、大型のLDLコレステロールは、今は更生している強面《こわもて》の元ヤンのようなもの。悪そうに見えて、実際は体にそれほど悪いことはしていません。本当に悪者なのは、小型のLDLコレステロールです。中型は、両者の間なので△といったところです。

LDLコレステロールが悪玉と言われる所以《ゆえん》は、LDLコレステロールは肝臓から全身の細胞にコレステロールを届ける役割を担っているものの、多すぎて血管内に残ると血管の壁に潜り込んで動脈硬化の原因となるから。このとき、血管壁にとくに潜り込みやすいのが小型のLDLコレステロールなので、「超悪玉コレステロール」と言われます。

そして、血中の中性脂肪値が上がると、悪玉コレステロールのなかでも本物のワルである小型のLDLコレステロールが増えることがわかってきました。なおかつ、血管内に取り残されたコレステロールを回収して肝臓に戻してくれる、善玉のHDLコレステロールを減らしてしまいます。

こうして、インスリンの分泌とともに中性脂肪が増えると、脂質の代謝全体に悪影響が出るのです。

行き場を失った脂肪は臓器にまとわりつく

脂肪が増えて内臓脂肪を処理しきれなくなってくると、さらに怖いことが起こります。

通常、脂肪はお腹まわりにつく「内臓脂肪」か、皮膚のすぐ下につく「皮下脂肪」としてたくわえられますが、内臓まわりにしても皮膚の下にしてもスペースには限りがあります。これらに入りきらなくなって行き場所を失った脂肪はどこに行くのかと言うと、本来はつくはずのない心臓や肝臓などの臓器やそのまわり、筋肉などにつくようになるのです。

そして、各臓器でさまざまなトラブルを引き起こします。

たとえば、肝臓に余計な脂肪がついた状態が「脂肪肝」です。脂肪肝といえば「お酒の飲み過ぎでなる」イメージがいまだに根強いですが、最近では、アルコールが原因ではない脂肪肝が増え、問題になっています。

非アルコール性の脂肪肝が悪化して肝臓に慢性の炎症を引き起こすことを「NASH（非アルコール性脂肪肝炎）」と言います。NASHの人は、動脈硬化や心筋梗塞などの発症率が2倍以上高くなるという統計があるほか、肝硬変、肝臓がんへと進行するリスクが、アルコール性の脂肪肝以上に高いとも指摘されています。

心臓のまわりについた脂肪も、怖い存在です。心臓に血液を送る冠動脈などに細い血管を伸ばし、細胞にダメージを与える毒素を送り込んで、密かに動脈硬化を進めてしまうのです。そして、やがては心筋梗塞や心不全といった重大な病気を引き起こします。ひっそりと心臓に寄生するかのように付着し、命を奪っていくことから「エイリアン脂肪」との異名をもちます。

健康診断などで脂肪肝と診断された人は、すでに心臓にもエイリアン脂肪がついている可能性が大です。脂肪をためこまない生活に切り替えなければいけません。

「がん」「認知症」も増える

さらには、日本人の死因の第1位を占める「がん」や、高齢化とともに増え続けている「認知症」といった病気も、内臓脂肪の蓄積によってリスクが高まります。

内臓脂肪は、さまざまな炎症物質を放出し、体内で慢性的な炎症を引き起こします。体にとって、慢性炎症はエラーのもと。

慢性炎症があると、細胞分裂の回数が増えてDNAのコピーミスを起こしやすくなったり、活性酸素が過剰に生まれて細胞内のDNAが傷つけられたり、正常な細胞に「遺伝子編集酵素」というものが生まれて遺伝子変異が重なったりと、がん細胞が生まれやすく、かつ、がんが進行しやすい環境になってしまいます。

実際、世界保健機関(WHO)の外部組織である国際がん研究機関(IARC)は、4万人以上を対象とした研究結果をもとに「内臓脂肪ががんの発症リスクを高める」ことを報告しています。内臓脂肪はお腹まわりにつく脂肪なのでその過多は腹囲に表れますが、IARCによると、腹囲が11センチ増えるごとに肥満に関連するがんのリスクが13%上昇したそうです。

同じように、認知症も内臓脂肪が多いとなりやすいことが、わかってきています。

認知症にはいくつかのタイプがあり、「脳血管性認知症」の場合は、脳梗塞や脳出血などの脳の血管障害が引き金となって発症するので、内臓脂肪が増えて動脈硬化のリスクが上がれば、当然、脳血管性認知症のリスクも上がります。

認知症のなかでも最も多い「アルツハイマー型認知症」のほうも、無関係そうに見えるかもしれませんが、じつは内臓脂肪と大いに関係しています。

たとえば、アメリカの研究では、中年期に腹部肥満（内臓脂肪型肥満）だった人は、高齢期以降にアルツハイマー型認知症を発症するリスクが3倍高くなると指摘されています。

同じように、約1万人を対象としたイギリスの研究では、BMI（体格指数＝体重（kg）÷身長（m）÷身長（m））が高いほど、ウエスト／ヒップ比が大きいほど、体脂肪量が多いほど、脳の灰白質の容積が小さくなっていたそうです。灰白質とは、神経細胞の細胞体が集まっている領域のこと。アルツハイマー型認知症をはじめ、脳の神経細胞が死滅していく認知症の患者さんの脳内では灰白質の萎縮《いしゅく》が見られます。

なぜ内臓脂肪の蓄積がアルツハイマー型認知症につながるのか、そのメカニズムはまだ完全には明らかにされていませんが、いくつかわかってきていることがあります。

まず、脳内でアミロイドβと呼ばれる異常なタンパク質が分解されずに蓄積することが、アルツハイマー型認知症を引き起こすと言われていますが、じつは、アミロイドβを分解する酵素とインスリンを分解する酵素は同じなのです。そのため、糖の代謝が悪くなってインスリンが大量に分泌されるようになると、分解酵素がインスリンを分解するので手一杯になるので、アミロイドβが蓄積されてしまうのではないか、との説があります。

また、前述した食後高血糖が続くと、終末糖化産物（AGEs）が生じ、活性酸素が増加します。その結果、炎症が生じて、脳の神経細胞がダメージを受けることもわかっています。なお、AGEsとは、タンパク質と糖が熱せられてできる有害物質のこと。老化の原因物質のひとつと言われています。血中のブドウ糖が過剰になると、体内にあるタンパク質と結びつき、体温で加熱されて糖化が起こり、AGEsができるのです。

お腹まわりに脂肪をたくわえればたくわえるほど、がんのリスクは増え、脳は萎縮すると考えると、ぞっとしませんか？

糖の代謝が崩れれば免疫力も下がる

ところで、今回世界中で流行した新型コロナウイルス感染症では、重症化しやすいリスク要因のひとつに糖尿病が挙げられました。糖尿病の人はなぜ重症化しやすいのか、不思議に思った人もいたかもしれません。

感染症との闘いにおいて大事なのは体内に侵入したウイルスを排除する免疫力ですが、

糖尿病になると、頼みの免疫力が落ちるのです。

私たちの体内で免疫機能を担っているのが、白血球です。白血球は、血液のなかを移動しながら病原体や異物がいないか、全身をパトロールしているのですが、高血糖状態では白血球の機能が低下します。

まず、白血球のなかでも5割以上を占めている好中球の働きが落ち、体内に侵入してきた病原体や異物を貪食し（飲み込み）分解し殺菌するという機能が低下します。そのため、免疫の最初の一手が弱くなってしまう。また、一度感染した病原体に対して抗体をつくるリンパ球の機能も低下するため、同じ病原体が侵入してきた際の免疫反応も弱まります。

さらに、高血糖状態では、微小血管障害と言って、毛細血管で動脈硬化が起きて血流が悪くなります。そうすると、白血球がトラブルの発生場所に到達しづらくなったり、細胞に栄養や酸素が行き渡りにくくなったりして、局所の免疫低下も起こるのです。

こうしたことから、糖尿病の人は、今回の新型コロナウイルス感染症に限らず、感染症全般にかかりやすく、重症化しやすい傾向があります。糖尿病の人が何らかの病気で手術が必要になったときには、「血糖コントロールをもう少し良くしてください」と言われます。それは、血糖値が高いままでは、手術後に感染症にかかりやすかったり、傷が治りにくかったりするからなのです。

糖の代謝が悪いと、白血球の働きが落ちたり血流が悪くなったりして、免疫力も低下するということ、わかっていただけたでしょうか。

糖尿病、高血圧、脂質代謝異常から、がん、認知症、体全体の免疫力まで、内臓脂肪を代謝しきれなくなった体に起こる〝全身のオーバーヒート〟の弊害について説明しました。たかがメタボと思っていた方、認識を改めていただけたでしょうか。

ここで、思い出してください。メタボリックシンドロームとは、代謝異常症候群です。メタボの先にあらゆる病気や不調が待っているわけですが、逆に言えば、代謝を理解して内臓脂肪をためる生活から抜け出し、代謝を正常に戻せば、これだけ多くの病気の予防になるということです。

あなたがたくわえている脂肪は、〝備蓄用〟の範囲におさまっていますか？

お腹に手を当てて、よく考えてください。その手に脂肪を感じるのであれば、すでに代謝のオーバーヒートがはじまっている可能性は高いでしょう。本書を読んで一緒に気をつけていきましょう。

［3］代謝とは「食べたものから、使えるものをどう体に利用し、処理するか」

代謝には「分解」と「合成」のプロセスがある

改めて「代謝」とは何でしょうか。

日常会話のなかやテレビ番組やＣＭでも、「代謝を上げる」「代謝を助ける」「代謝が落ちる」といったフレーズはよく使われます。でも、「代謝とは？」と聞かれると、意外と答えられないことが多いのではないでしょうか。

代謝という言葉を辞書で引くと、こんな風に書かれています。

①生体内の物質とエネルギーとの変化。外界から取り入れた物質をもとにした合成と分解とからなる物質の交代と、その物質の変化に伴って起こるエネルギーの生産や消費からなるエネルギー交代とが密接に結びついている。→物質交代

②「新陳代謝」の略。

（三省堂『大辞林　第三版』より）

あるいは、医学博士の霜田《しもだ》幸雄《ゆきお》さんが書かれた『代謝ガイドブック』では、「『代謝』とは、外界から取り入れた無機物や有機化合物をもとに行われる一連の化学反応のこと」であり、「大きく分けて、『分解』と『合成』の２つがあります」と説明されています。

もう少しかみ砕いて説明すると、分解とは「異化」とも呼ばれ、体に摂り入れたものを小さな部品に分解していって、エネルギーを取り出す過程です。そして、その小さな部品をもとに体に必要なモノを構成していくのが合成。合成は、「同化」とも言われます。合成の過程では、分解の過程のなかで取り出したエネルギーの一部が使われます。

たとえば、本章の冒頭で紹介した「食べたおにぎりがどうなるか」の流れで言えば、デンプンがグルコース（ブドウ糖）に分解されて小腸から吸収され、エネルギーに変換されるのは、「分解」。そして、そのブドウ糖をもとに最終的に中性脂肪がつくられるのは「合成」です。ですから、中性脂肪をたくわえた脂肪細胞が内臓脂肪として蓄積されていくことも合成であり、代謝のひとつではあります。

また、壊れた細胞や古くなった細胞が分解されて、新しい細胞をつくる材料となったり、食事で摂った油やタンパク質から細胞膜がつくられたりすることも代謝のひとつです。そうして、古くなった細胞が死に、新しい細胞に生まれ変わっていく「新陳代謝」が行われているわけです。

整理すると、代謝とは、食べたものを分解して吸収し、私たちが生きていくのに必要なエネルギーにしたり、私たちの体をつくる材料としたり、今後のための備蓄としてたくわえたりすることです。食べたものから、いかに使えるものを取り出し、要らないものを処理するか。それが代謝です。

「基礎代謝」「活動代謝」「食事代謝」の基本をおさえる

代謝の過程では、必ずエネルギーが生まれたり消費されたりしています。たとえば、ブドウ糖をもとに中性脂肪をつくるにしてもエネルギーが必要です。脂肪をたくわえるためにも、多少なりともエネルギーを消費しているわけです。

エネルギーを消費する場面によって、代謝は、「基礎代謝」「活動代謝」「食事代謝（食事誘発性熱産生）」の3つに分けられます。

基礎代謝とは、何もしないでじっとしていても生命を維持するために必要なエネルギーのこと。呼吸をしたり、心臓を動かして血液を全身に循環させたり、体温を維持したり、内臓を働かせたりするために最小限必要なエネルギーが、基礎代謝です。

「代謝を上げる」「代謝が落ちる」というときの「代謝」は、この基礎代謝を意味しています。

活動代謝は、日常生活のなかで体を動かすことで消費するエネルギーのことです。運動もそうですが、歩行や家事、仕事といった日常生活のなかの活動も含めて「いかに体を動かすか」で、活動代謝量は変わります。

食事代謝(食事誘発性熱産生)は、食事をとったときに食べたものを消化・吸収し、貯蔵するときに消費するエネルギーのこと。食事はエネルギーを摂る行為ですが、同時に、食べたものを消化して吸収するにもエネルギーを使うのです。食事をしたあと、何もしなくても体が温まりますよね。その正体が、食事代謝です。

1日の消費エネルギーのうち、およそ6割を占めているのが基礎代謝です。そして、約3割が活動代謝、約1割が食事代謝という内訳になっています。よくダイエットで「基礎代謝を上げることが大事」と言われるのは、消費エネルギーの大半を占めているのが基礎代謝だからです。

基礎代謝の上げ方については第2章で、活動代謝の上げ方は第3章で説明します。食事代謝については、いかに食事によって消費されるエネルギーを増やすかというよりも、いかに代謝の良い体をつくっていくかという観点から食事のとり方について第4章で説明します。

[4] 代謝の良い人、悪い人

汗のかきやすさ、体温の高さではない

代謝の良し悪しと言えば、「汗をかきやすい人は代謝が良い」「体温の高い人は代謝が良い」と、よく言われます。なんとなくそう思っている人は多いかもしれませんが、果たしてそうでしょうか。

たとえば、太っていて汗っかきの人がいますよね。そういう人は代謝が良いのかと言えば、むしろ代謝のオーバーヒートを起こしている可能性が高いでしょう。逆に、汗をかきにくい人でも、運動習慣があれば代謝がうまく回っている場合もあります。

運動をして体が温まって汗をたっぷりかくと、スッキリするものです。「あー、よく代謝したな！ 脂肪を燃やしたな！」という充実感があるかもしれません。たしかに、体内に備蓄していた分を燃やしてエネルギーをたくさん使ったことは、そのとおりです。でも、1週間に2、3回汗をかくだけでたまりにたまった備蓄分がすべて解消されるわけではありません。

体温についても、太っている人は発汗による体温調節機能が低下しているので、脂肪が体温を維持することによってむしろ平熱が高くなることもあります。

そう考えると、汗のかきやすさや体温の高さで代謝の良し悪しは語れません。大事な視点は、やっぱり代謝がオーバーヒートを起こしているかどうか。つまりは、食事で摂ってたくわえるエネルギーと、基礎代謝や活動代謝、食事代謝で消費するエネルギーとのバランスが取れているかどうか、です。

たとえば、スポーツ選手で現役引退後に太る人って多いですよね。現役時代には食べる量も多いけれど筋肉質で基礎代謝や活動代謝も高く、釣り合いが取れていたのが、引退すると運動量が減り筋肉量も少なくなることから、食べる量に対して消費するカロリーが不足して代謝がオーバーヒートしてくるのです。

現役の力士は、内臓脂肪は少なく、大部分は皮下脂肪です。ただ、過酷な運動を行うことで、ギリギリのところでバランスを取っているので、じつはゆくゆく糖尿病になる人がとても多いのです。一般の人も、たとえば、部活に励んでいた若い頃と同じように食べていたら、すぐにオーバーヒートしてしまいます。

代謝のオーバーヒート、つまりメタボリックシンドロームの診断基準は26ページで紹介したとおりですが、それ以外にも、次のような項目に当てはまる人は代謝がオーバーヒートを起こし気味だと考えられます。もう一度、お腹に手を当ててよく考えてみましょう!

□①椅子に座るときには背もたれに寄り掛かる
□②肥満というわけではないが、二の腕がぷよぷよ
□③足の筋力に自信がなく、片足立ちで靴下を履けない
□④筋肉には自信があるが、ズボンからお腹がはみ出している
□⑤20歳のときに比べて10kg以上太った
□⑥健康診断で「脂肪肝」と診断された
□⑦運動習慣がない
□⑧駅や会社、マンション内のフロア移動は、もっぱらエレベーターやエスカレーター。階段は使わない
□⑨1日のうち8時間以上を座って過ごしている
□⑩睡眠不足を感じている
□⑪食事は炭水化物(ごはん、パン、麺《めん》類)から食べる

□⑫チョコレートやクッキーなど、甘いものを食べ始めると、1、2個では止まらない
□⑬ストレスやイライラを感じると甘いものを食べたくなる

代謝には「個性」がある

代謝がオーバーヒートしていないかということに加えて、ぜひ知っていただきたいのが、自身の代謝がもっている「個性」です。

ところで、卵をめぐる論争について知っていますか。

「卵はコレステロールが多いから、食べ過ぎてはいけない」という話を耳にしたことのある人は多いでしょう。一昔前には「卵は1日1個までにしましょう」と言われていました。

ただ、コレステロールは体内でも合成されます。主に肝臓でつくられるのですが、その量は食事から摂る量よりもずっと多く、7~8割が体内でつくられています。そのため、食事で摂る量を制限すれば肝臓でつくられるコレステロールの量が増え、逆に食事で多く摂ったときには肝臓でつくられる量が減るという具合にうまく帳尻《ちょうじり》が合うのです。

近年は、こうしたことがわかってきて、一時期は「卵を制限する必要はない。好きなだけ食べていいですよ」と言われるようになりました。

２０１５年には日本動脈硬化学会が「コレステロール摂取量に関する声明」を発表し、そのなかで「『２０１５年日本人の食事摂取基準』では、健常者において食事中コレステロールの摂取量と血中コレステロール値の間の相関を示すエビデンスが十分ではないことから、コレステロール制限は推奨されておらず、日本動脈硬化学会も健常者の脂質摂取に関わるこの記載に賛同している」と、見解を示しました。

たしかに大半の人は卵のようにコレステロールを多く含むものを食べてもダイレクトに血中のコレステロール値が上がるわけではありません。ただ、代謝には個性があり、卵の過剰摂取によって血中コレステロール値が上がる人がいることも事実です。とくに、脂質異常症の患者さんは注意が必要であり、定期的に血液検査を行って、自分の食事内容をチェックし、卵の摂取量を調節することが大切です。

これは、ＥＢＭ（Evidence-Based Medicine：科学的根拠に基づく医療）の落とし穴でもあります。たとえば、数万人もの人を集めた研究を行ったとしても、「数値が上がる人」が3割、「変わらない人」が4割、「下がる人」が3割と分かれれば、全体としては「有意差なし」との結果になる可能性があります。その結果だけを見れば、「影響はない」ということになりますが、実際は3割の人は数値が上がるわけです。

それが、「代謝には個性がある」ということです。

脂質の代謝はいいけれど血糖値が上がりやすい人、逆に糖質の代謝はいいけれど脂質の値が上がりやすい人、両方とも上がりやすい人、あるいはタンパク質の代謝が悪くて血中のタンパク質が不足しやすい人など、人によって得意・不得意があります。

糖質の代謝の良し悪しが表れるのが「血糖値」や1～3か月間の血糖コントロール状態を表す「ヘモグロビンA1c（HbA1c）」、脂質の代謝の良し悪しが表れるのが、おもに「中性脂肪値」、タンパク質の代謝の良し悪しが表れるのが「血清アルブミン値」などです。なお、アルブミンとは、血漿《けっしょう》中のタンパク質の約6割を占めているものです。

血糖値やHbA1c、中性脂肪値は通常高いことが問題となりますが、近年、血清アルブミンの不足が問題になっています。とくに高齢者は若い人に比べて血清アルブミン値が低い人が多く、認知症や脳血管障害、心疾患のリスクが高まること、さらには生命予後（病気が命に与える影響のこと）自体が悪くなることが知られているのです。

血糖値、HbA1c、中性脂肪値、血清アルブミン値は、いずれも血液検査で簡単にわかります。健康診断の結果を引っ張り出して、「代謝」という観点から改めて見直してみてください。

次の章からは、糖質、脂質、タンパク質のいずれの代謝においても良い効果を生む生活習慣をお伝えしますが、血糖値やＨｂＡ１ｃが高い人は糖質の代謝を、中性脂肪値が高い人は脂質の代謝を、血清アルブミン値が低い人はタンパク質の代謝をより重点的に理解し、第４章で紹介するそれぞれの栄養素の摂り方を実践しましょう。

代謝を理解すると、行動が変わり、体が変わり、生き方が変わる!?

個性という点では、内臓脂肪をため込みやすい人、ため込みにくい人もいます。もって生まれた体質、つまりは遺伝的な体質によって内臓脂肪をため込みにくい人はうらやましいですよね。私の家内がまさにそうなのです。筋肉質で細い。基礎代謝が高く、太りにくい体質なのです。

ただ、家内の行動を見ていると、じっとしていることがありません。ちょっと空いた時間があるとフローリングワイパーを取り出して床を掃除したり（うちは犬が2匹いるため犬の毛がたまりやすいのです）、片づけをしたり。休むのかと思うと今度はゴルフの練習をしたり、常にこまごまと動いています。お酒は飲みますが、台所で料理をしながら飲んだりしているので、座ってダラダラと飲むことはありません。

そうした様子を見ていると、太りにくいのには、もって生まれた体質だけではなく、その人がとる行動の影響も大きいと気づかされます。遺伝的な体質は変えられませんが、行動は、自分次第で今日からでも変えられます。

ただ、すでに習慣になっている行動を変える際には、代謝を理解することがとても役立ちます。代謝を理解すれば、体内で起こっていることをイメージできるようになり、自《おの》ずと行動が変わるからです。

たとえば、空腹を感じたときに飴《あめ》をひとつ舐《な》めることがいかに残念なことかがわかります。空腹を感じたということは、肝臓や筋肉にたくわえられたグリコーゲンや脂肪細胞にたくわえられた中性脂肪など、備蓄していたエネルギーが、今まさに使われようとしているということです。備蓄倉庫のシャッターがガラガラと上がり、在庫が運び出されはじめたところなのです。

ところが、そこに飴玉という糖質を投入してしまうと、糖質はすぐにエネルギーに変わるので、備蓄倉庫のシャッターが下りて、在庫の運び出しがストップしてしまいます。「新しいモノが入ったので、倉庫から持ってくる必要はないですよ！」と、指示を出してしまったようなもの。

しかも、飴の主原料は砂糖と水飴で、どちらも「二糖類」と呼ばれる2つの糖が結合した形です。体内で簡単に単糖類（ブドウ糖）に分解されるので、たった1個の小さな飴玉でもスーッと血糖値が上がります。

血糖値が急上昇すればインスリンがワーッと分泌され、飴玉はなくなってもインスリンは残るので、脂肪をため込む働きをします。たった1個の小さな飴玉が、脂肪の在庫を運び出す機会を奪うだけではなく、次に食べたものを脂肪としてため込む用意を整えてしまうのです。

こうしたことを理解していれば、空腹を感じたときに飴を舐めようと思っても、「いや、待てよ」と、手が止まりませんか。むしろそんな残念なことはできなくなるのではないでしょうか。私は、もったいなくて、もう何年も飴を舐めたことがありません。

代謝を理解すれば、体内で起きていることをイメージできるようになり、日々の行動が変わります。日々の行動が変われば、体が変わります。そして体が変われば、その後の人生が変わります。

私たちの体は、自分の食べたものを材料にできています。

脂肪をため込みやすい体質の人は、代謝のオーバーヒートを起こさないような行動を本書で学んで、ぜひ実践してください。

また、幸いにも脂肪をため込みにくい体質をもって生まれた人も、それに甘んじた生活をしていれば、かえって病気を増やしてしまいます。痩《や》せていても糖の代謝異常がある人は少なくありませんし、事実、痩せの糖尿病は結構多いのです。とくに、もともと太りにくいけれどお腹だけポッコリ出てきたという人は要注意です。

何気ない一つひとつの行動が自分の体とその後の人生をつくっていることを忘れずに、今日から、一つひとつの行動を変えていきましょう！

次の章から、代謝を良くする体づくり、運動、食事のとり方をお伝えします。

第2章

「痩せた体」より「代謝の良い内臓・筋肉」をつくろう

——【基礎代謝と「体」】

[1] めざすは「燃費の悪い体」

エコカーよりも、古い〝アメ車〟

基礎代謝、活動代謝、食事代謝のうち、最も消費するエネルギーが多いのが基礎代謝でした。私たちが1日に消費するエネルギーの6割を占めるのが基礎代謝です。だから、代謝を良くするには、基礎代謝をいかに上げるかがカギになります。

では、基礎代謝を上げるとはどういうことでしょうか。

端的に言えば「燃費の悪い体」をめざす、ということです。車を選ぶときには、燃費の良い車が好まれますよね。同じ距離を走るのに燃料をたくさん使う古い年代のアメ車よりも、少量の燃料で走れる現代のエコカーのほうが経済的です。

でも、こと体はというと、エコカーよりも、ふつうに生活をしているだけで無駄にエネルギーを使う、燃費の悪い体のほうが良いのです。

燃費の良い体とは、食べたものをグリコーゲンや中性脂肪に変えて備蓄して、あまり使わずにどんどんため込んでしまうような体のこと。一方、燃費の悪い体とは、食べたそばからどんどんエネルギーを消費して、余計な備蓄がたまらず、太らない体です。めざすべきは、当然、後者ですよね。前者のタイプが得なのは、雪山で遭難したときくらいでしょうか。遭難したときには体内の備蓄を少しずつ燃やすことで生き延びられるわけですが、そんな万が一のことを考える必要はありませんよね。

体が〝エコカー〟寄りなのか、古い〝アメ車〟寄りなのかは、生まれ持った体質に左右されます。同じ量の食事をとっても体質的にエネルギーを消費しやすい人もいれば、消費しにくい人もいる。男女でも異なり、男性のほうが総じてエネルギーを消費しやすく、基礎代謝量が高い傾向にあります。

そうした生まれ持った〝車の設計図〟は変えられませんが、〝メンテナンス〟次第でエコカーからアメ車に変えていくことはできます。

この章では、燃費の悪い体（〝アメ車〟体質）をつくるメンテナンスの方法をお伝えしていきます。

じっとしていても臓器は働いている

ところで、改めて基礎代謝についておさらいしましょう。

基礎代謝とは、何もしない状態で体はどのくらいのエネルギーを消費するかという、生きるために最低限必要なエネルギーのことでした。心身ともに安静に、ただボーっと横たわっていても、生きている限り、私たちの体内ではそれぞれの臓器が働いています。

心臓は、絶えず鼓動を続け、全身の細胞に酸素と栄養を送り届けています。ちなみに、全身に張り巡らされた血管をつなげて1本に伸ばすと、なんと9～10万キロメートルほど。地球を2周半ほどできてしまいます。それだけの長さの血管内に血液をぐるぐると巡回させているのですから、エネルギーが必要です。

血液をろ過するフィルター役の腎臓も、単なるフィルターとしてただ存在しているわけではありません。空気清浄機が電気の力で動いているように、腎臓も、血液をろ過して老廃物を尿として排泄《はいせつ》するという機能を果たすためにかなりのエネルギーを使っています。

また、機能が低下していても症状がほとんど出ないことから「沈黙の臓器」とも呼ばれ、ふだんはほとんど意識することのない肝臓も、じつは働き者です。よく「化学工場」にたとえられるように、脂肪やタンパク質、糖質を合成・分解するなど、体に必要な栄養素をたくわえて必要なときに送り出したり、薬やアンモニア、アルコールなどの毒性のあるものを解毒したり、代謝にかかわるさまざまな化学反応を休むことなく行っています。

肝臓は、ブドウ糖（グルコース）からグリコーゲンをつくって貯蔵したり、貯蔵していたグリコーゲンを分解してブドウ糖として血中に放出したり、エネルギーをつくる臓器であるとともに、たくさんのエネルギーを使う臓器でもあるのです。

それから、脳もたくさんのエネルギーを消費する臓器です。無数の神経細胞が集まり、情報の送受信を行っています。ちなみに、働いている臓器は、車のエンジンのように熱を生みますが、なかでも脳は熱が出やすい臓器なので、熱くならないように体のてっぺんの頭に置かれているのです。

このように、私たちは生きている限り、生命を維持するためにそれぞれの臓器がエネルギーを使って働き続けています。だからこそ、基礎代謝は大きいのです。

基本メンテナンスは「筋肉を増やす」こと

では、安静時には体内のどこで、とくに多くのエネルギーが消費されているのでしょうか。全身に血液を送り届けている心臓でしょうか。あるいは、全身の司令塔の役割を果たす脳でしょうか、脳とともに最大の臓器である肝臓でしょうか。

じつは、心臓よりもずっと多く、脳や肝臓と同程度か、それ以上にエネルギーを消費しているのが、全身の筋肉です。

基礎代謝量の臓器・組織別内訳を見ると、次のようになっています。

・骨格筋（いわゆる筋肉）　22％
・脳　20％
・肝臓　21％
・心臓　9％
・腎臓　8％
・脂肪組織　4％
・その他　16％

骨格筋とは、姿勢を支え、体を動かすための筋肉のこと。一般的に筋肉と言われるのが、骨格筋です（そのほか筋肉には心臓を除く内臓や血管の壁を構成する「平滑筋」、心臓の壁を構成する「心筋」もありますが、本書では骨格筋の意味で筋肉という言葉を使います）。

筋肉は、伸ばしたり縮めたりして動かすときにエネルギーを消費するイメージがあるかもしれませんが、何もせずにじっとしているときにもじつは結構なエネルギーを消費しています。

まず、基礎代謝には体温維持のために使われるエネルギーが含まれますが、さまざまな臓器のなかでも最も多くの熱を生み出しているのが筋肉です。先ほど熱を出しやすい臓器として脳を紹介しましたが、筋肉は、安静時にも脳以上に熱を生み出しています。

また、筋肉はタンパク質でできていて、そのタンパク質は合成と分解を常に繰り返しています。つまり、筋肉は日々作り替えられているのです。筋肉全体の約1・8%が日々生まれ変わっていると言われています。筋肉（タンパク質）の合成と分解にもやはりエネルギーが使われるので、筋肉を維持するだけでもエネルギーが必要なのです。

筋肉量が増えれば、その分、消費するエネルギーも増えます。

基礎代謝量全体のうち、筋肉が消費するエネルギー量は2割強なので、割合としてはそう多くないように感じるかもしれません。でも、「安静時の脳の代謝を上げましょう（消費エネルギーを増やす）」「肝臓の代謝を上げましょう」と言われても、自分でコントロールすることはできませんよね。

筋肉量であれば、増やすことができます。つまり、基礎代謝のなかでも、ほぼ唯一自分でコントロールできるのが、筋肉が消費するエネルギーといっても良いでしょう。

ですから、基礎代謝を高める「燃費の悪い体づくり」の基本は、筋肉をつけることです。

［2］自分の基礎代謝量を知ろう

基礎代謝は計算できる

基礎代謝の高め方について説明する前に、自分の基礎代謝量がどのくらいあるのか、気になりませんか。

実際の基礎代謝量を測定する方法はありますが、「ヒューマンカロリーメーター」と呼ばれる、専用の高気密な部屋の中で呼気によってわずかに生じる酸素量と二酸化炭素量の変化をとらえてエネルギー代謝量を測定するなど、かなり特殊な装置が必要になります。どこでも、誰でも行えるものではありません。

ただし、こうした測定を行わなくても、基礎代謝量は年齢や性別、体重、身長からおおよそ推測することは可能です。その計算式には、次ページの表のようにいくつかの種類があります。

そのひとつ、「国立健康・栄養研究所の式」を用いて計算してみましょう。

たとえば、身長１７０cm、体重70kgの40歳の男性の場合、基礎代謝量は次のように推定

基礎代謝量の主な推定式

名　称	年齢（歳）	推定式（kcal／日）：上段が男性、下段が女性
国立健康・栄養研究所の式（Ganpuleの式）	20〜74※（18〜79）	(0.0481×W+0.0234×H−0.0138×A−0.4235)×1,000/4.186 (0.0481×W+0.0234×H−0.0138×A−0.9708)×1,000/4.186
Harris-Benedictの式	—	66.4730+13.7516×W+5.0033+H−6.7550×A 655.0955+9.5634×W+1.8496+H−4.6756×A
Schofieldの式	18〜29	(0.063×W+2.896)×1,000/4.186 (0.062×W+2.036)×1,000/4.186
	30〜59	(0.048×W+3.653)×1,000/4.186 (0.034×W+3.538)×1,000/4.186
	60以上	(0.049×W+2.459)×1,000/4.186 (0.038×W+2.755)×1,000/4.186
FAO/WHO/UNUの式	18〜29	(64.4×W−113.0×H/100+3,000)/4.186 (55.6×W+1,397.4×H/100+148)/4.186
	30〜59	(47.2×W+66.9×H/100+3,769)/4.186 (36.4×W+104.6×H/100+3,619)/4.186
	60以上	(36.8×W+4,719.5×H/100−4,481)/4.186 (38.5×W+2,665.2×H/100−1,264)/4.186

W：体重（kg）、H：身長（cm）、A：年齢（歳）。
※推定式は20〜74歳の集団で作成され、18〜79歳の集団で妥当性が確認されている。

されます。

（0・0481×70＋0・0234×170−0・0138×40−0・4235）×1000÷4・186＝1521・6196846632

1日の基礎代謝量はおよそ1522キロカロリーです。

いずれの式も計算は少し複雑ですが、体重、身長、年齢を入力すると自動で計算してくれるインターネットサイトもあります。たとえば、計算機で有名なカシオ計算機が運営する、生活や実務に役立つ計算サイト「keisan」では、ハリス・

参照体重における基礎代謝量

性別	男性			女性		
年齢（歳）	基礎代謝基準値（kcal/kg体重/日）	参照体重（kg）	基礎代謝量（kcal/日）	基礎代謝基準値（kcal/kg体重/日）	参照体重（kg）	基礎代謝量（kcal/日）
1〜2	61.0	11.5	700	59.7	11.0	660
3〜5	54.8	16.5	900	52.2	16.1	840
6〜7	44.3	22.2	980	41.9	21.9	920
8〜9	40.8	28.0	1,140	38.3	27.4	1,050
10〜11	37.4	35.6	1,330	34.8	36.3	1,260
12〜14	31.0	49.0	1,520	29.6	47.5	1,410
15〜17	27.0	59.7	1,610	25.3	51.9	1,310
18〜29	23.7	64.5	1,530	22.1	50.3	1,110
30〜49	22.5	68.1	1,530	21.9	53.0	1,160
50〜64	21.8	68.0	1,480	20.7	53.8	1,110
65〜74	21.6	65.0	1,400	20.7	52.1	1,080
75以上	21.5	59.6	1,280	20.7	48.8	1,010

ベネディクトの式による基礎代謝量を自動で計算してくれます。（https://keisan.casio.jp/exec/system/1161228736）

また、年齢・性別の基礎代謝基準値をもとに基礎代謝量を計算（推定）する方法もあります。

上の表は、厚生労働省が策定した『「日本人の食事摂取基準（２０２０年版）」策定検討会報告書』に紹介されている、日本人の年代別基礎代謝基準値です。これは、１９８０年以降に国内で行われた50の研究で測定された基礎代謝量をもとに定められたもの。表中の参照体重で実測値と推定値が一致するように定められているので、参照体重に近いほど誤差が少なくなります。

この基準値を使って計算すると、40歳の男性の基準値は1日1kgあたり22・5キロカロリーなので、体重70kgの場合の基礎代謝量は「22・5×70＝1575」キロカロリーです。

なぜ、40、50代で下がるのか

いずれの計算式にも「年齢」がかかわっているのは、加齢とともに基礎代謝量は減少するからです。先ほどの表をもう一度見てください。体重当たりの基礎代謝量を示す「基礎代謝基準値」は、1～2歳が最も高く、年代が上がるにつれて低くなっています。

基礎代謝量自体もピークは10代です。その後、10年で1～3％ほど減少し、さらに男性では40代、女性では50代で著しく減少することがいくつかの研究で報告されています。

なぜ、加齢とともに基礎代謝量は減ってしまうのかと言えば、主な要因は、筋肉量が減少することです。同じような生活をしているのに、若い頃に比べて筋肉が減ったと感じている人は少なくないでしょう。

筋肉量は、「成長ホルモン」の影響を受けます。成長ホルモンは、脳の真ん中あたりにある「脳下垂体」から分泌されるホルモンです。子どもの頃には骨に働きかけて身長を伸ばす働きをし、大人になってからは、筋肉や骨、皮膚を強くする、脂肪の分解を促すといった働きをしてくれます。この成長ホルモンは、10代をピークに、20代以降は加齢とともにだんだん減っていきます。そのため、若い人は筋肉がつきやすく、年を重ねるにつれて筋肉がつくられにくくなるのです。そう言えば、私自身も人生で最大に太ったのが36歳頃でした。

30歳を超えたら、成長ホルモン頼みでは筋肉は増えません。自分で意識して筋肉を増やす生活をしなければ、基礎代謝は下がるばかりなのです。

［3］運動で筋肉を増やす

筋肉を効率よく増やす2つのポイント

筋肉量を増やすには、やっぱり運動を避けては通れません。

では、効率よく筋肉量を増やすにはどんな運動が良いのでしょうか。ポイントは2つあります。ひとつは、大きな筋肉を動かすこと。

私たちの体でいちばん体積が大きい筋肉は、太ももの前面にある「大腿《だいたい》四頭筋」です。大腿直筋、外側広筋、内側広筋、中間広筋という4つの筋肉で構成されているので、大腿四頭筋と言います。膝《ひざ》を伸ばしたときに力が入る部分ですね。

次に大きいのは、ふくらはぎにある「下腿三頭筋」で、腓《ひ》腹《ふく》筋とヒラメ筋の総称です。おもに足首を曲げたり伸ばしたりする動作に使われる筋肉です。さらに、ハムストリングと呼ばれる大腿後面を形成する筋肉群が続きます。これらは股《こ》関節の伸展と膝関節の屈曲を担っています。大きな筋肉は下半身に多く、全身の筋肉の7割近くが下半身に集まっています。

ですから、下半身を使うことが大事であり、基礎代謝を高める最も簡単で有効な方法は、下肢筋力を強化するために歩くことです。日常生活のなかで歩く機会を増やすことが、筋肉の代謝を上げ、基礎代謝を高めます。逆に、座りっぱなしの生活は基礎代謝を下げてしまいます。

もうひとつのポイントは、少し負荷をかけること。下半身の大きな筋肉を動かすときに、筋トレの要素を意識して取り入れてほしいのです。

たとえば、歩くときには足のつけ根から動かすように意識して、ふだんの歩幅よりも5～10㎝ほど大股《おおまた》で歩く。階段を上るときには、1段飛ばしで上がる。それだけでも少し負荷がかかります。

また、スロースクワットもおすすめです。スクワットのやり方はみなさん知っていると思いますが改めて紹介すると、次のとおりです。

①肩幅くらいに足を開いて立つ
②椅子に腰かけるようにお尻《しり》を下ろしていく
③太ももが床と平行になる手前で、膝が少し曲がった状態まで立ち上がる

これをゆっくりと行うのが、スロースクワット。ポイントは、8秒かけて腰を下ろし、8秒かけて立ち上がることです。

やってみるとわかるのですが、8秒というのは意外と長い。8秒かけて腰を下ろし、8秒かけて立ち上がるのは思いのほか大変です。ゆっくりと動いたつもりでも、つい3、4秒で座ったり立ち上がったりしてしまいがちなので、頭の中で「代謝」と8回つぶやきながら行うと、モチベーションも高まっていいかもしれません。

デスクワークの人など、日中、座りっぱなしの生活になりがちな人は、椅子から立ち上がるとき、座席につくときなどに、8秒かけて立ち上がり、8秒かけて座るようにしましょう。そうすると、椅子に座ることがスロースクワットになります。

また、トイレの時間をスロースクワットのチャンスに変えてもいいですね。座るついで、トイレのついでのスロースクワットなら、デスクワークの人も仕事中にこっそりできるのではないでしょうか。

過度な糖質制限をおすすめしない理由

筋肉をつけるためのタンパク質の摂《と》り方など、食事については第４章で詳しく説明しますが、ここで、ひとつだけお伝えしておきたいことがあります。

最近流行りの糖質制限についてです。糖質制限とは、ごはんやパン、麺《めん》類などの主食や甘いものといった糖質を控えて、血糖値の急上昇を招かない食べ方を心がけること。

血糖値が上がれば、その分、インスリンが多く分泌されて、血中に余ったブドウ糖を肝臓や筋肉、脂肪細胞に取り込むように働きかけます。肝臓や筋肉で〝備蓄用のエネルギー〟であるグリコーゲンとしてたくわえられる量には上限があるので、入りきらなくなった分は中性脂肪に作り替えられて脂肪細胞にたくわえられることはすでに説明したとおりです。

糖質は私たちの体にとって重要なエネルギー源ですが、エネルギー源になることが主な用途なので、必要以上に摂りすぎると最終的には脂肪としてたくわえられてしまいます。だから、代謝のバランスを正すには糖質を控えることはとても大事です。

プロのマラソンランナーですら糖質制限をしている人がいるそうなので、普通に生活をしている私たちがある程度糖質を制限しても、エネルギー不足に陥ることはありません。

私自身も、今まで食べていた量の半分程度にする「プチ糖質制限」をおすすめしていま
す。ただし、あくまでもプチ糖質制限です。極端な糖質制限はかえって筋肉を減らし、基礎代謝を下げることになるのでおすすめできません。

なぜ、糖質を極端に減らすと筋肉量まで減ってしまうのでしょうか。

筋肉を動かすときにエネルギー源となるのは、主に、筋肉にたくわえられたグリコーゲンと血糖（血中のブドウ糖）、脂肪が分解してできる遊離脂肪酸、筋肉内の中性脂肪です。

こう書くと、糖質を断てば、脂肪が分解されてエネルギー源として使われるからいいじゃないか、と思うかもしれません。

糖質を断つと、たしかに脂肪が落ちて痩《や》せます。その意味で糖質制限はとても効率の良いダイエット方法なのです。

ただし、ブドウ糖は私たちの体にとって大事なエネルギー源なので、体は糖質以外のものからブドウ糖をつくりだします。これを「糖新生」と言います。

糖新生の材料となるのは、ひとつは中性脂肪です。中性脂肪が遊離脂肪酸とグリセロールというものに分解され、グリセロールが肝臓でブドウ糖に変換される。これは、脂肪燃焼につながるので良いですよね。ところが一方で、筋肉を構成するタンパク質までもが糖

新生の材料として駆り出されてしまうのです。タンパク質がアミノ酸に分解され、アミノ酸が肝臓でブドウ糖に変換される。

ですから、体がブドウ糖不足に陥ると、それを補うために脂肪も分解されるけれどタンパク質も分解され、脂肪だけではなく筋肉も減ってしまうのです。

私自身、失敗した経験があります。36歳で自分史上最高体重になったあと、糖質を減らすダイエットをしました。当時はまだ糖質制限という概念はほとんど知られていませんでしたが、自分の食生活を振り返ったときに「ごはんやパンなどの炭水化物を摂りすぎているのがいけないのでは」と、ふと思ったのです。

そこで、主食の量を減らしていったところ、面白いように体重が落ちていきました。そのときには糖質以外のものは普通に食べて、タンパク質やビタミンなどの栄養が不足しないように気をつけていたのですが、みるみる体重が落ちていくことが面白くなり、つい調子に乗ってしまったのですね。しばらくの間、糖質をほとんど摂らないような食生活をしていたら、ある日、気づいたときには、脂肪だけではなく筋肉まですっかり削げ落ちて、かえって見た目が老けてしまったのです。

その経験から、糖質は摂りすぎもいけないけれど減らし過ぎてもいけないんだと身をもって学びました。

筋肉をつけるには、生活のなかで大きな筋肉を動かすこと、筋肉に多少の負荷をかけてあげることを意識することが大事です。その際、糖質を摂りすぎると脂肪に変わって邪魔になるものの、減らし過ぎると筋肉まで分解されてエネルギー源に使われてしまうので、糖質は摂り過ぎず減らし過ぎず上手に摂ること。

それらがダイエットの基本であり、基礎代謝を上げる「燃費の悪い体」をつくる基本でもあります。次ページからは、筋肉をつけること以外で、基礎代謝が上がる生活のコツをお伝えします。

[4] 運動以外で基礎代謝を上げる生活

基礎代謝を高めるにも、やっぱり朝型がいい

基礎代謝は、何もせずにじっとしているときに体内で各臓器が働くことによって消費するエネルギーです。そう考えると、各臓器がいかにスムースに正常に働くかも大切です。

それぞれの臓器は、「体内時計」によって制御されています。体内時計とは、朝目が覚めて日中に活動し、夜になったら眠くなるという24時間周期の生体リズムをつくる時計のこと。体温や血圧、ホルモンの分泌などにも日内変動があり、代謝そのものも体内時計の影響を受けています。

こうした24時間のリズムのことを「概日リズム（サーカディアンリズム）」と言い、私たちの体内には、この概日リズムを刻む〝時計〟が備わっているのです。その正体が、「時計遺伝子」で、全身の細胞内にあると考えられています。

ただ、時計遺伝子が刻むリズムは「概日（おおよそ1日）リズム」と言われるように、ピッタリ正確に24時間周期ではありません。じつは24時間よりもやや長く、24・5時間程

度と言われていて、そのままにしておくと少しずつ後ろにズレてしまいます。また、全身の時計がバラバラにリズムを刻んでしまっては困りますよね。

そこで、脳の視交叉上核《しこうさ》という場所に「主時計」があり、その主時計が毎朝〝時刻合わせ〟を行うことでズレを直し、かつ、正しい時刻を全身の時計遺伝子に送って全身の体内時計を合わせています。

このときにどうやって主時計の時刻を合わせているのかと言うと、とても簡単で、朝の光が目に入ると時計がリセットされるのです。主時計のある視交叉上核は、左右の目の網膜から伸びた視神経がちょうど交わる場所にあたります。光の信号をキャッチすることで、正しい時刻に合わせて、新しい1日のリズムを刻みはじめるのです。

また、朝食をとることも、時刻合わせに役立ちます。体内時計のなかでも消化器系にある体内時計は、朝食によってリセットされることがわかっています。その際、夜間に絶食をしたあとに朝食をとったほうが、効果が出やすいことが報告されています。つまり、深夜に小腹がすいて夜食を食べるのはNGということですね。

朝起きたらすぐにカーテンを開けて光を浴び、朝食をとる。

たったこれだけのことで、私たちの体内時計は整い、体内時計の影響を受ける各臓器も正常なリズムを刻みはじめます。そして、もうひとつだけ付け加えると、なるべく毎日同じ時間に起きることも大切です。休日は日ごろの寝不足を取り戻すために昼前まで寝ていたくなるかもしれませんが、日によって2時間以上起きる時間が異なると、時計遺伝子の働きが鈍りやすいと言われています。

休日前には夜更かしをしてしまう、あるいは昼夜逆転してしまっているような人もいるかもしれませんが、体内時計のことを考えると、やっぱり夜型よりも朝型、太陽が昇る頃に起きて太陽が沈んでから眠るという自然に逆らわない生活がいちばんです。

ただ、シフトワークの人など、仕事の都合でどうしても起きる時間がバラバラになってしまう人もいますよね。そういう方は、なおさら運動や食事に気をつけて代謝が上がる生活を心がけましょう。「仕事だから仕方ない」とあきらめるのではなく、自分の健康を守るのは自分自身です。環境を変えることは難しいですが、自分の行動は変えられます。行動が変われば体が変わり人生が変わる、です。

交感神経はエネルギー消費を高める

体内の各臓器は体内時計の影響を受けていると書きましたが、内臓や血管など自分の意思とは無関係に働いている器官をコントロールしている「自律神経」も、体内時計の影響を受けています。

自律神経には、心身が活発になるときに働く「交感神経」と、リラックスするときに働く「副交感神経」があります。交感神経はアクセル役、副交感神経はブレーキ役によくたとえられます。

車の運転もアクセルとブレーキで成り立っているように、私たちの体も、この2つがバランスよく働くことで、呼吸や血液循環、消化といった活動を調節しているのです。

そして自律神経にも日内変動があり、日中は交感神経のほうが優位になり、夕方から夜にかけてだんだん副交感神経優位に変わっていき、朝方にまた交感神経優位の状態に切り替わっていくというようなリズムをもっています。ですから、ずっと交感神経ばかりが優位に働いているのもよくありませんが、逆に副交感神経ばかりでもよくありません。メリハリが大事なのです。

忙しい現代人の場合、アクセル役の交感神経ばかりが働き、交感神経優位になりすぎているとよく指摘されますが、代謝という観点で見ると、日中にしっかり交感神経を働かせることが肝心です。

自律神経のはたらき

交感神経		副交感神経
心拍が速くなる	心臓	心拍が遅くなる
収縮する	血管	拡張する
上がる	血圧	下がる
緊張する	筋肉	緩む
動きが抑えられる	消化管	活発に動く
分泌が減る	消化液	分泌が増える
唾液が減る	唾液腺	唾液が増える
分泌が増える	汗腺	—
尿便をためる	膀胱、直腸・肛門の筋肉	尿便を出す
興奮する	脳・神経	静まる

交感神経が優位になると、心拍や血圧が上がり、体はエネルギーを消費する方向に傾きます。一方、副交感神経が優位になると、呼吸や心拍はゆっくりになり、消化吸収が活発になって、エネルギーをたくわえる方向に傾きます。

つまり、交感神経優位のときには燃費の悪い体になり、副交感神経優位になると省エネの体になる、ということです。

また、交感神経が活性化されると、脂肪燃焼効果が高まることもわかっています。交感神経が活性化すると、「ノルアドレナリン」という神経伝達物質（細胞間で何らかの情報を伝える物質）が分泌されます。その結果、血圧が上がったり心拍数が増えたりして活動に適した身体状態が整うのですが、このとき、脂肪細胞では「リパーゼ」という酵素の活性が高まり、たくわえていた中性脂肪の分解が進むのです。

さらに、ここまで脂肪細胞とは〝余った中性脂肪をたくわえている細胞〟として紹介してきましたが、これは正確には「白色脂肪細胞」と言います。じつは脂肪細胞にはもう1種類あるのです。それが、「褐色脂肪細胞」です。

褐色脂肪細胞には、脂肪をたくわえるスペースはわずかしかありません。エネルギーをたくわえることが主な役割である白色脂肪細胞に対して、褐色脂肪細胞の主な役割は、エネルギーを使って熱を生み出し、体温を上げること。

以前は、褐色脂肪細胞は新生児にしかないと考えられていましたが、決してそうではなく、大人になっても残っていることがわかってきました（ただし、大人になると数は少なくなり、存在する場所も肩や肩甲骨、腎臓まわりに限られます）。

交感神経が高まり、ノルアドレナリンが分泌されると、この褐色脂肪細胞が活性化することもわかっています。

少し説明が長くなりましたが、交感神経が活性化しているときには脂肪が燃焼されやすいということです。

香り、辛みが交感神経を刺激する

そうなると、次に気になるのは、どういうときに交感神経が活性化されるのか、ですよね。

自律神経は、自分の意思や意識とは無関係に動く神経です。動かそうと思って動かせるものではありません。でも、外部からのちょっとした刺激によって、交感神経が適度に活性化する状態をつくりだすことはできます。

たとえば、グレープフルーツの香り。グレープフルーツがダイエットに良いという話、耳にしたことはないでしょうか。これは、「グレープフルーツに含まれる「ヌートカトン」という香り成分が交感神経を適度に刺激してくれるからです。

カフェインも、交感神経を刺激してくれます。コーヒーを飲むと眠れなくなると、よく言われますよね。それは、コーヒーに含まれるカフェインが交感神経を刺激し、体をアクティブな方向にもっていくからです。

カフェインに対して悪いイメージをもっている人もいるかもしれませんが、飲み方次第です。副交感神経を優位にしてリラックスモードにもっていきたい夕方以降は睡眠の妨げになるので控えてほしいのですが、頭をシャキッとさせてアクティブに活動したい日中には助けになります。私自身も、朝や昼によくコーヒーを飲んでいます。

よく飲むものと言えば、お茶もおすすめです。

緑茶葉に含まれる「茶カテキン」というポリフェノール（植物が紫外線や害虫などから身を守るためにつくりだしている色素や苦み、香りなどの成分の一種）には、肝臓での脂肪の分解や消費にかかわる酵素を活性化させ、脂肪燃焼を高める作用があるのです。一定量の茶カテキンを継続的に摂取することで体重や体脂肪が減少することが、複数の研究で報告されています。

ある研究では、1本（340㎖）あたり588㎎の茶カテキンを含む飲料を毎日1本飲むグループと、1本あたり126㎎（市販の緑茶飲料に相当する量）の茶カテキンを含む飲料を毎日1本飲むグループに分けて、12週間継続して摂取したときの体脂肪量の変化を比較したところ、高濃度のカテキンを毎日摂取したグループのほうが体脂肪、体重、BMIのいずれも減少していました。

こうした結果から、茶カテキン588㎎を毎日摂ると、1日あたり100キロカロリーほどエネルギー消費が増える計算になると指摘されています。これは、毎日10～15分ジョギングを行うのと同程度のエネルギー消費です。

では、茶カテキン588㎎とはどのくらいなのかと言えば、淹《い》れ方によっても変わるようですが、通常の緑茶で湯呑《ゆのみ》10杯程度と言われています。毎日10杯と聞くと、ちょっと多いですよね。ただ、最近では茶カテキンの含有量の多い緑茶飲料も市販されています。

市販の緑茶飲料を飲むときには、成分表に記されたカテキンの量にも注目して選んでみてください。私も、趣味のゴルフやトレーニングのときの水分補給に高濃度の茶カテキンが入った緑茶飲料を飲んでいます。

ところで、辛い物を食べると体が熱くなって汗をかきますよね。発汗作用が高まるのも、交感神経が優位になっているときです。辛み成分であるカプサイシンも交感神経を刺激します。よく「辛い物を食べると代謝が高まる」と言われるのは、このためです。

同じように、コショウやシナモン、ターメリックといった香りが強いスパイス、ネギやショウガ、ニンニクなどの香味野菜にも交感神経を刺激する作用があります。

グレープフルーツの香りにしても、カフェインや茶カテキン、辛み成分のカプサイシンにしても、いずれも交感神経を適度に刺激して、一時的に代謝を上げてくれるものです。厳密に言えば基礎代謝を上げることとは異なりますが、交感神経を刺激してメリハリをつけることで日々の消費エネルギーを増やすサポートになります。

適度なストレスは味方になる

感情も、自律神経に密接に関係しています。

たとえば、人前でプレゼンをするときなど、緊張すると胸がドキドキし、のどもカラカラに渇いてきますよね。誰しも経験したことがあると思いますが、これも自律神経の仕業です。緊張によって交感神経が活発になったために、心拍数が上がり、唾液《だえき》の分泌量が減ったのです。

緊張や怒り、興奮、不安といった感情は交感神経を刺激し、体をアクティブな状態、つまりはエネルギー消費モードにもっていきます。

一方、安心や落ち着き、リラックスといった感情は、副交感神経のほうを活性化し、体もリラックスした状態、つまり省エネモードにもっていきます。

そう考えると、じつはストレスを抱えることも悪くはありません。むしろ適度なストレスは、交感神経を活性化させて代謝を上げ、痩せやすい状態をつくってくれるのです。

交感神経が優位になっているときには胃腸の動きは鈍るので、食欲もなくなります。心配なことがあるときに、よく「胃が痛い」と言いますよね。あるいは、強いストレスを受けたときに吐き気を催すことも。それらは、交感神経が活性化して胃の動き（蠕動《ぜんどう》運動）が止まってしまっている証《あかし》なのです。

胃は、空腹のときにも蠕動運動を繰り返しています。動いているときが楽な状態なので、強いストレスを受けて動きが止まった瞬間に、胃が痛くなったり、気持ち悪くなったり吐き気がしたりするのです。

その点、「ストレス太り」という言葉は、なんとも不思議な言葉です。本来なら、ストレスがかかると交感神経の活動が高まってエネルギーを消費する方向に働くうえ、胃の動きが鈍くなって食欲もなくなるので、食べられなくなって痩せるはず。太れるはずがないのです。

ということは、ストレス太りをできる人は、胃が動かなくなるほどのストレスは抱えていないということではないでしょうか。もしかしたら、ストレスを言い訳にして食べたいものを食べてしまっているだけかもしれません。

真の意味で基礎代謝を上げるには筋肉をつけること以外に私たちがコントロールできることはないようですが、ふだんのエネルギー消費を増やすという意味では、交感神経と副交感神経が交互に働くような、適度な緊張・興奮とリラックスを繰り返す、メリハリのある生き方が大事です。

NHKの人気番組「チコちゃんに叱られる！」ではありませんが、「ボーっと生きてんじゃねーよ！」と叱られるような、のほほんと暮らしている人よりも、多少忙しかったりストレスにさらされたりしている人のほうが、じつはエネルギー消費が上がり、痩せるチャンスに満ち溢れているのです。

そんな風に考えると、ストレスのもととなっていた仕事にも上司や部下の困った言動にも、「なんでこんなにも私に痩せるチャンスをくれるのか！」と、感謝する気持ちが多少は芽生えてくるのではないでしょうか。

水を飲むだけで代謝が上がる

水を飲むだけで痩せる。

そんな夢のような研究結果があります。

健康な男女14人を対象にしたある研究では、500ミリリットルの水を飲むことでエネルギー消費がどう変わるかを調べたところ、飲み終わってから10分以内に効果がではじめ、男女ともにエネルギー消費が30%増え、その効果は1時間以上続いたそうです。

この研究では、1日1・5リットルずつ水の摂取量を増やすと毎日のエネルギー消費量が50キロカロリー増え、この習慣を1年間継続すると17400キロカロリー余計にエネルギーを消費することになり、これは脂肪組織2・4キログラムに相当する、と結論づけられています。

水を飲むだけでエネルギー消費が増えるなんて、「え、本当？」と不思議に思うかもしれません。でも、体内で起きていることはとてもシンプルです。

この研究で飲んでいる水は、22度という体温よりも低い常温の水です。温度の低い水を飲めば、体の中で体温と同じ温度にまで温められますよね。温めるには当然エネルギーが必要です。そのエネルギーはどこから来たのかと言えば、もちろん自分でつくりだしているわけです。体内で、エネルギーを使ってお湯を沸かしているようなもの。ですから、水を飲むだけで痩せる（＝エネルギーを使う）のです。決して摩訶《まか》不思議な話ではありません。

逆に、「水太り」とか「水を飲むだけで太る」というほうが摩訶不思議です。外来にいらっしゃる患者さんのなかにもときおり「水の飲み過ぎで太った」などとおっしゃる方がいるのですが、よくよく話を聞いてみると、お菓子を食べていたり、主食のごはんをおかわりしていたり、太った原因は水以外のところにあります。本当に水だけで太った人は今まで見たことがありませんし、水だけでは太りようがありません。

水を飲むことは、基礎代謝を上げる助けになります。こまめに水分補給をするようにしましょう。

そのときに大事なのは、水の温度です。代謝を上げるには、温かい水よりも冷たい水（体温よりも低い温度）を飲みましょう。これは、水に限らず、飲み物全般に共通して言えることです。

自ら体温を上げる生活をする

水を飲むなら温かい水よりも冷たい水のほうが代謝は上がるというのと同じで、温かい部屋で厚着をしてぬくぬく過ごすよりも、少し肌寒さを感じるほうが代謝は上がりやすくなります。

これについては、私が出演したテレビ番組で、次のような簡単な実験を行ったことがあります。

冷え性を自覚している人たちと冷え性ではない人たちに、薄着をして寒いところに立ってもらい、それぞれ体温がどう変わるかを調べたのです。

「自称・冷え性」のグループと「自称・冷え性ではない」グループで、体温はどう変わったと思いますか。

じつは、「自称・冷え性」の人たちは「寒い、寒い」と言いつつも、脇で体温を測ってみると37度を超えていました。一方、「自称・冷え性ではない」人たちは体温が下がっていました。

この差はどうして生じたのかと言えば、冷え性を自覚している人たちは寒いからこそ震えたり、脇や手をこすり合わせたりして、自然と体の内側から熱をつくりだしていたのです。一方で、冷えを感じていない人たちは平然としているので、どんどん熱が体外に逃げていって、じつは体は冷えていたのです。

冷えを感じている人たちのほうが実際は体温が上がっていたとは、面白いですよね。

この実験結果から私が伝えたいことは、決して、冷え性が得ということではありません。寒さを感じて体温を上げるために自ら熱をつくりだす行動をとることが代謝を上げることにつながる、ということです。

ですから、暑い夏よりも寒い冬のほうが体を温めようと熱をつくりだす分、基礎代謝は上がります。同じように、冷えを感じたときには着込んだり部屋の温度を上げたりするよりも、あえて着込まず、部屋も暖め過ぎず、ストレッチをしてみたり、前述したスロースクワットをしてみたり、あるいは座ったまま手足をグーパーする、貧乏ゆすりをするだけでも良いので、少し体を動かすことで体温を上げるようにすると代謝が高まります。

手足を動かすと、筋肉で熱がつくられるとともに末端の血管が開いて血流が良くなり、末端まで温かい血液が行き渡るようになるので、手足の先まで温まります。でも、体表面が温かくなれば、今度は体表面から熱が外に逃げていくので、また内側から熱をつくりださなければいけなくなって、エネルギー消費が増えるのです。そういう意味で、血流を良くする行為は、代謝を良くすることにつながります。

サウナや入浴の代謝アップ効果は

体を温めると言えば、最近、若い人たちの間でサウナが人気です。

サウナも「代謝に良い」というイメージをもっている人は多いと思います。

サウナに入ると体が一気に温められて、バーッと汗をかきますよね。上がった体温を37度前後まで下げるために汗をかいて調節するわけです。汗をかくということも、エネルギーを消費します。

なおかつ、高温のサウナ室に入ると心臓がバクバクと動き心拍数が上がりますよね。同時に、体温が上がると、私たちの体は体表面に近い血管を広げて血流を良くして、熱を体の外に逃がそうとします。

そうやって上がり過ぎた体温を下げるためにエネルギー消費が増えるので、一時的には代謝が上がります。たしかに家で横になっているよりはエネルギーを多く消費するものの、たとえば運動をして汗をかくのと同じくらいのエネルギー消費量があるかというと、そうではありません。

運動をして汗をかくのも、サウナに入って汗をかくのも、同じように充実感があるかもしれません。むしろ汗の量で言えば、サウナのほうが多いかもしれませんね。どちらも上がり過ぎた体温を下げるために汗をかくことは同じですが、「どうやって体温を上げたのか」が異なります。

運動の場合、自分で筋肉を動かしてエネルギーを消費した結果、熱が生まれて体温が上がるわけですが、サウナの場合、自分で筋肉を動かして熱を生み出しているわけではありません。体温を上げるほどの熱を生み出しているのは何かと言えば、サウナ室の片隅にあるヒーターです。

お風呂も同じです。半身浴だろうと全身浴だろうと体が温まるのは、ガスや電気で温まった水から熱をもらっているわけですよね。自ら熱をつくりだして体温を上げているわけではありません。

たとえお風呂で1、2時間がんばって半身浴をしたとしても、がんばってエネルギーを消費して熱をつくりだしているのは、給湯器のほう。残念ながら、お風呂に入っている私たちではありません。

上がった体温を下げるために代謝は多少上がるとはいえ、その効果は微々たるもの。数十分のサウナや１、２時間の半身浴では、その後の楽しみのビールやつまみを帳消しにしてくれるほどのエネルギー消費にはなりません。ちなみに、たとえサウナ後に体重が減っていたとしても、それは、水分が減っただけです。脂肪が燃焼されたわけではありません。

基礎代謝を上げるには、熱をつくりだす作業を他人任せにしてはいけないのです。筋肉を動かしてエネルギーを消費し、自分で熱をつくりだす。それが代謝を上げる基本です。次の章では、自ら熱をつくりだすために「いかに体を動かすか」についてお伝えします。

【コラム1】口臭の正体はケトン体？

口臭を気にしている人は多いですよね。その原因の多くは歯周病や虫歯、歯垢《しこう》など口の中にあるのですが、「空腹」も口臭の原因になります。

食べないダイエットを続けていると、空腹状態が長くなって独特な匂いがしてきます。じつはこれ、「ケトン体」の臭いなのです。

ケトン体とは、体内でブドウ糖が枯渇しているときに、ブドウ糖に代わってエネルギー源となるもの。とくに脳にとっては第二のエネルギー源として重要です。「脳はブドウ糖しか使えない」と言われることがありますが、それは間違いで、ケトン体もエネルギー源として使うことができます。ただし、ケトン体は、ブドウ糖がないときの非常時のエネルギー源という位置づけです。

ブドウ糖が不足すると、体は脂肪を分解してできた脂肪酸や一部のアミノ酸を用いて「ケトン体」をつくりはじめます。ケトン体と呼ばれているのは、「アセト酢酸」「β-ヒドロキシ酪酸」「アセトン」の3種類で、ケトン臭は、独特な甘酸っぱい臭いがするのです。「リンゴが腐ったような臭い」などと表現されることもあります。

糖質制限をはじめたばかりの人も、大抵、ケトン臭を漂わせています。口臭だけではなく、尿や汗にも出るので、体臭が甘酸っぱいケトン臭になるのです。

臭いだけではなく、体がかゆくなることもあります。血糖値が下がって血中のケトン体濃度が上がると、色素性痒疹《ようしん》というかゆみを伴う湿疹ができることがあるのです。それまで糖質に依存して生活をしていた人が、急に糖質を制限して、ケトン体をエネルギー源に変えると、まれに起こるようです。もちろん、この場合は、糖質の制限をゆるめる必要があります。

ただ、ケトン臭は、一般的に糖質制限に体が慣れてくるとなくなっていきます。おそらく、だんだんケトン体を効率よく使えるようになるのでしょう。

糖質制限をはじめたばかりの頃は、ブドウ糖の代わりにケトン体をたくさん増やしたものの、代謝がうまく回らず、使いきれずに余ってしまい、臭いを引き起こしてしまうのだと思います。そして、体がケトン体をエネルギー源とすることに慣れてくると、効率的に使えるようになってそう余らなくなってくるのではないでしょうか。

空腹時に口から甘酸っぱい臭いがしたら、脂肪が分解されてケトン体が使われている証拠です。

第3章　この行動習慣が「あなたの燃費」を変える

——【活動代謝と「運動」】

［1］「無駄に筋肉を使う」という大事な原則

筋肉を使うチャンスは家の中にも仕事中にもある

1日に消費するエネルギーのうち、基礎代謝に次いで大きいのが「活動代謝」です。活動代謝についておさらいすると、運動のほか、家事や仕事といった日常生活のなかで体を動かすことで消費するエネルギーのことでした。

この章のテーマは、「活動代謝をいかに増やすか」ですが、その方策はいたってシンプルです。

いかに無駄に筋肉を使うか。このことに尽きます。

こう書くと、忙しくてスポーツジムに行く時間もないし、ランニングに割く時間もない、そもそも運動はあんまり好きじゃない……など、「できない」理由を何かと思いついてしまうかもしれません。

でも、「筋肉を使う」ことは何も運動に限った話ではありません。

たとえば、家にいるときにこまめに掃除をするだけでも、筋肉を無駄に（というよりも有効に）使うことができます。まず、掃除をしながら歩くので下半身の筋肉を使います。

また、掃除機はそれなりの重さがあるので、意外と良い筋トレになります。

料理も、立ち仕事なので脚の筋肉を使いますよね。重いフライパンを片手で持てば、腕の筋トレにもなります。


仕事中も、次のような工夫次第で筋肉を無駄に使うことはできます。

・ゴミ箱をあえて近くに置かない（ゴミが出たら立ち上がって捨てに行く）
・背もたれを使わない（良い姿勢を保つだけでも結構筋肉を使います）
・アイデアに詰まったら場所・席を変える（筋肉を動かせば脳の血流も良くなります）

デスクワークの人など、座っている時間が長く、脚を組んで座る癖のある人は、意識的に脚を組み替えることもおすすめです。

「脚を組むと体に良くない」とよく言われますが、その理由のひとつは、脚を組むことで両足の太ももが圧迫されて、血流が遮られること。ずっと圧迫されて血流が滞ることは良くありませんが、脚を交互に組み替えれば血流が再開されて問題は解決します。

なおかつ、脚を組み替える動作は下半身全体の筋肉と腹筋を使いますよね。座ったままでも活動代謝が上がるのです。

どんな仕事、どんな生活スタイルの人も、筋肉を使うチャンスは工夫次第でたくさん転がっています。

私たちは生きている限り、エネルギーを使い続けています。エネルギーを使うということは、体内で糖や脂肪を分解してエネルギーを取り出しているということ。筋肉を無駄に動かせば、その分、エネルギーの消費が増えるので、備蓄倉庫のシャッターが上がり、倉庫に積まれていた糖や脂肪が駆り出されてどんどんエネルギーに変えられていきます。

そうイメージすると、筋肉を無駄に動かすことがいかに有益か、わかりますよね。「動かない」「歩かない」「重いものを持たない」生活から抜け出しましょう！

10キログラムの脂肪を落とすのに必要な「活動」は？

さて、体重80キログラムの人が10キログラム減量したい、それも筋肉は落としたくないので体脂肪を10キログラム落としたいというときには、どのくらいの「活動」が必要でしょうか。ざっと計算してみましょう。

まず、10キログラムの脂肪を消費するのに必要なエネルギーはどのくらいでしょうか。

1グラムの脂肪からは9キロカロリーのエネルギーをつくりだすことができます。ただし、脂肪細胞の集まりである体脂肪（脂肪組織）には、水分などの脂肪以外のものが2割ほど含まれています。

ということは、体脂肪10キログラムを消費するのに必要なエネルギーは、「1万グラム×0・8×9キロカロリー／グラム＝7万2000キロカロリー」です。

次に、「7万2000キロカロリー」を消費するのにどのくらいの活動が必要かを考えるにあたって、体重80キログラムの人が1時間で消費するエネルギー量を計算しましょう。エネルギー消費量は次のような計算式で求めることができます。

1時間のエネルギー消費量（kcal）＝「運動強度（メッツ）」×体重（kg）×1・05

ここで、「運動強度（メッツ）」という言葉が出てきました。

運動の強度は、「1分間に体に取り込まれる酸素の量」で評価することができます。体内でエネルギーをつくりだすには酸素が必要で、運動の強度が高くなり、エネルギー消費量が増えれば、その分、酸素もたくさん必要になるからです。

ただし、同じ運動を行ってもその人の体格によって必要なエネルギー量は変わり、取り込まれる酸素量も異なるので、「体重1キログラムあたりの『1分間に体に取り込まれる酸素量』」が、運動の強度を測る指標とされています。

とはいえ、「どのくらいの酸素が取り込まれるか」は、わかりにくいですよね。そこで、よりわかりやすくしたのが、「METs（メッツ）」という単位です。ちなみに、METsは「metabolic equivalents（代謝当量）」の略語です。

安静に座っているときには、体重1キログラムあたり1分間で約3・5ミリリットルの酸素を消費しています。これを「1メッツ」として、ある運動・活動を行ったときに、その何倍の酸素を消費するか（何倍のエネルギーを消費するか）によって運動強度を表したのがメッツという単位。

主な運動や生活のなかでの活動が何メッツにあたるのかは、表のとおりです。どのくらいのスピード、どのくらいの活発さで行うのかによって変わりますので、目安としてご活用ください。

メッツ(METs/代謝当量)の考え方

運　動	メッツ	生活活動
	1〜1.9	立ち話、皿洗い
ストレッチ、ヨガ	2〜2.9	料理、洗濯
ピラティス、太極拳、ゴルフ(カート使用)	3〜3.9	普通の歩行、自転車、階段を下りる、掃除機、床磨き
卓球、パワーヨガ、ラジオ体操、ゴルフ、水中歩行	4〜4.9	階段を上る(ゆっくり)、介護、速歩き
野球、サーフィン、アクアビクス	5〜5.9	子どもと遊ぶ・動物と遊ぶ(歩く/走る、活発に)
ウェイトトレーニング、山登り	6〜6.9	スコップでの雪かき
ジョギング、サッカー、エアロビクス	7〜7.9	農作業
ランニング、水泳(クロール)、武術	8〜	重い荷物の運搬、階段を駆け上がる

次に、「1・05」という数値についてですが、私たちの体内では、糖や脂肪をもとにエネルギーをつくりだす際、酸素1リットルを使って約5キロカロリーのエネルギーをつくりだしています。つまり、酸素1ミリリットルあたり約0・005キロカロリーです。

1メッツは、体重1キログラムあたり1分間で約3・5ミリリットルの酸素を消費する状態のことだったので、1メッツの活動を1時間行ったときに消費するエネルギー量は、次のように計算することができます。

3・5（mℓ/kg/分）×0・005（kcal/mℓ）×60（分）＝1・05（kcal/kg）

1メッツの運動を1時間行ったときに消費するエネルギー量は、体重1キログラムあたり1・05キロカロリーということです。

1時間あたりのエネルギー消費量は、前述した「運動強度（メッツ）×体重（kg）×1・05」という計算式になるのですが、最近では計算をより簡単にするために、「1・05」という係数は省略してもよいとされるようになっています。つまり、「1時間のエネルギー消費量＝運動強度（メッツ）×体重（kg）」でOKです。厚生労働省が公表した「健康づくりのための身体活動基準2013」でも、この簡略化されたほうの式が紹介されています。

少しまわり道になりましたが、体重80キログラムの人が、たとえばジョギングを1時間行ったときに消費するエネルギー量はというと、ジョギングは「7・0メッツ」とされているので、「7・0（メッツ）×80（kg）＝560キロカロリー」です。

脂肪10キログラムを消費するのに必要なエネルギー量は「7万2000キロカロリー」

でした。これをジョギングで消費するには、単純計算で「７２０００（kcal）÷５６０（kcal／時間）≒１２９」時間かかるということです。

食生活などはまったく変えずに、今までの生活にプラスして毎日１時間のジョギングを行えば４か月強の１２９日で、毎日30分間のジョギングを行えば８か月半の２５７日で、体脂肪10キログラムを落とせる計算になります。

少し計算がややこしくなってしまいましたね。第２章でも紹介したサイト「keisan」では、「自分の体重」と「減らしたい脂肪の重さ」を入力すると、瞬時に必要な運動時間を計算して教えてくれます。面倒な計算を省略したい方は覗《のぞ》いてみてください。

ところで、もしも体重80キログラムの人が１か月（30日）で体脂肪10キログラムを落としたいと思ったら、毎日、「７２０００（kcal）÷30（日）÷５６０（kcal／時間）≒４・４」時間のジョギングが必要になります。これは現実的ではありませんよね（そもそも急激なダイエットはおすすめできません）。

10キログラムの体脂肪を運動のみで落とすには、それなりに長期戦になるということです。次ページからは、より効率よく脂肪を燃焼する方法について考えましょう。

［2］脂肪燃焼効率を高めるには

最大心拍数の70％をめざす

「運動」と一言で言っても、楽にできるものからきついものまでさまざまあります。きつければきついほど、「あー、がんばった！」という、運動を終えたあとの達成感は大きいかもしれませんが、きつい運動ほど脂肪を効率よく燃やしてくれるかというと、そうではありません。

最大心拍数の70％程度でできる運動が、効率よく脂肪を燃焼できると言われています。

なぜ「心拍数」がカギになるのでしょうか。

それは、運動時の心拍数は酸素摂取量とほぼ比例して増えるからです。体内で脂肪を燃やしてエネルギーをつくりだすときには酸素が使われます。そして、酸素を運搬するのが血液ですから、酸素がどのくらい使われているのかを知る目安として心拍数が便利なのです。

最大心拍数とは、ぎりぎりまで追い込んだ状態で1分間に心臓が拍動する回数のこと。

最大心拍数はその人によって異なりますが、「２２０－年齢」が目安です。

つまり、40歳の人であれば、最大心拍数は「２２０－40」で、「１８０」拍／分。

効率よく脂肪を燃やすには、「１８０」拍／分の70％の心拍数が目安なので、「１２６」拍／分を目標にすればよいということです。

「ややきつい」か「少し楽」のギリギリを攻めよう

もうひとつ、次の「カルボーネン法」と呼ばれる公式から目標とする心拍数を計算する方法もあります。

（最大心拍数－安静時心拍数）×運動強度（50～60％）＋安静時心拍数

ここでも最大心拍数は「２２０－年齢」で計算します。

安静時心拍数は、健康な人の場合、60～80拍／分程度です。

この機会に、自分のふだんの心拍数はどのくらいなのか、測ってみるのもいいでしょう。

リラックスした状態で、手首の親指側にある橈骨《とうこつ》動脈（手首の皮膚に近い部分を走っている動脈）に触れてドクドクという拍動が1分間で何回あるかを数えます。あるいは、10秒間での回数を6倍するか、30秒間での回数を2倍してもかまいません。

カルボーネン法で計算するときには、「50〜60％」の運動強度が脂肪燃焼に有効と言われています。

私の場合、年齢が58歳で、安静時心拍数は60くらいです。先ほどの式に当てはめると、｛（220−58）−60｝×0・5（〜0・6）＋60＝111（〜121・2）拍／分となり、脂肪燃焼に有効な目標心拍数は「111〜121」拍／分ほどと計算されます。

ちなみに、「最大心拍数の70％」で計算すると、（220−58）×0・7＝113・4拍／分なので、だいたいこのあたりなのでしょう。

ふだん、ランニングマシーンなどで運動を行うときには、心拍数が120拍／分前後になるように意識しています。「最大心拍数の70％」よりは少し高めですが、ちょうど先ほどカルボーネン法で計算した範囲内です。

ちょっとがんばって走ると120を優に超えてしまうので、心拍数を120程度に保とうとすると、速めのウォーキングか軽いジョギングになります。

意外でしょうか。じつは、脂肪燃焼に有効な運動というのは、きついハードな運動ではなく、「少し楽」か「ややきつい」くらいの運動なのです。

運動中の心拍数がわからなければ、「少し楽」か「ややきつい」と感じるレベルをめざしましょう。それは、一緒にいる人と何とか会話をしながらでもできる運動、あるいは鼻歌を歌いながらでもできる程度の運動です。ハァハアと息が切れて会話どころではないような運動は、脂肪を燃焼しやすいレベルを超えてしまっています。

どんな運動をするかでエネルギー源が替わる

ところで、なぜ「少し楽」か「ややきつい」くらいの運動が脂肪燃焼に有効なのでしょうか。それは、運動の強度が変わると、エネルギー源として使われる糖質と脂質の割合が変わるからです。

安静時の骨格筋では、血液中の糖（グルコース）と脂肪（脂肪組織からの遊離脂肪酸）が主なエネルギー源となっています。運動によってさらなるエネルギーが必要となった際には、前述の血中グルコースと遊離脂肪酸とともに、筋肉内のグリコーゲン（グルコースの貯蔵型）や肝臓での糖新生（グルコースの合成）からつくられたグルコースなどがエネルギー源として利用されます。そして、エネルギー源として使われるグルコースと遊離脂肪酸の割合は、運動の強さや持続時間などによって変化するのです。

軽度～中等度（すこし楽か、ややきつい程度）の運動を行った場合は、グルコースと脂肪酸がそれぞれ半々の割合で利用されます。しかし、それ以上に運動の強度を上げていくと脂肪酸に対してグルコースの利用割合が増えていくのです。さらに、糖質と脂質の利用比率は運動の持続時間によっても変化します。中等度の運動を長く続けた場合、筋肉内のグリコーゲンが減少することなどから、脂肪組織が分解されてできる遊離脂肪酸の利用が増大するのです。

肥満の解消や防止には「すこし楽」か「ややきつい運動」を持続的に行うことが効果的といわれるのは、このような理由からなのです。

ただし、糖と脂肪はエネルギー源として常に利用されていて、一方だけが使われているわけではありません。さらに、短時間の運動であってもそれを習慣的に行ったり、筋トレなどのきつい運動を行ったりした場合でも、そのために要したエネルギー分だけ糖と脂肪が消費されます。

「ややきつい」レベルを超える運動であるランニングの場合、急にエネルギー消費量が増える走りはじめは糖が中心に使われ、体が慣れてくると脂肪中心になり、スピードを上げていって「ちょっときついな」と感じはじめたあたりで、脂肪の消費が減って主に糖が使われるようになっていきます。

専門用語では、その切り替わるポイントのことを「乳酸性作業閾値（Lactate Threshold：LT）」と言います。LTとは、血中の「乳酸」の濃度が急に上昇するポイントのことをさすのですが、運動強度がLTを超えると、エネルギー源が「脂肪中心」から「糖中心」に切り替わるのです。

ちなみに、乳酸は、ブドウ糖（グルコース）を分解してエネルギーを取り出す過程で生まれる物質です。なぜ乳酸がかかわってくるのかを説明するには、話が少しややこしくなるので、小難しく感じたら読み飛ばしていただいてかまいません。

糖の分解が増えると乳酸が増える

筋肉にたくわえられていたグリコーゲンが分解されてブドウ糖になり、さらに代謝が進むと、最終的に「ピルビン酸」という物質になります。

この一連の反応は「解糖系」と呼ばれ、体内でエネルギーがつくりだされるプロセスのひとつです。解糖系では酸素は使われません。いわゆる無酸素運動では、この解糖系でつくられたエネルギーが使われています。解糖系はすぐにエネルギーを取り出しやすい一方、脂肪に比べてグリコーゲンのたくわえは少ないので、無酸素運動は瞬発的なパワーは発揮するものの長続きしないのです。

さて、解糖系で最終的につくられたピルビン酸は、不安定なのですぐに別のものに変わります。そのひとつが、乳酸です。ここでは、グルコースを分解してエネルギーを取り出す「解糖系」では一時的に乳酸ができる、ということだけ頭に入れておいてください。

一方で、ピルビン酸は、細胞のなかの「ミトコンドリア」に入ると、「アセチルコエンザイムA（アセチルCoA）」という物質に変わります。脂肪が分解されてできた遊離脂肪酸も、タンパク質が分解されてできたアミノ酸の一部も、いくつかの過程を経て、同じアセチルコエンザイムAに変わります。

そして、アセチルコエンザイムAは複雑なプロセス（「TCA回路（クエン酸回路）」「電子伝達系」と呼ばれるステップをふみます）を経て、最終的に水と二酸化炭素に分解されるのですが、その過程でたくさんのエネルギーがつくりだされます。このプロセスでは酸素が必要なので、「有酸素系」と呼ばれます。

つまり、糖質も脂肪もタンパク質も分解されていった先にはミトコンドリア内で酸素を使ってエネルギーをつくりだす材料として使われ、糖質は、解糖系という酸素を使わずにエネルギーをつくりだすプロセスでの材料にもなるということです。

さて、LTの話に戻すと、運動強度を上げていくと、よりたくさんのエネルギーが必要になります。糖と脂肪を比べるとエネルギーとしてすぐに使いやすいのは糖なので、運動強度が上がるとどんどん糖が分解されていきます。

そうすると、解糖系で最終的につくられるピルビン酸が増えるのですが、ピルビン酸を取り込んでエネルギーをつくりだすというミトコンドリア内での処理が追いつかなくなり、ピルビン酸がどんどん余っていきます。その余ったピルビン酸は乳酸に変わるので、結果的に、糖の分解が増えると乳酸が増えるのです。

そのため、乳酸の血中濃度が急上昇するポイント（LT）では、主なエネルギー源が脂肪から糖に切り替わっているので、その手前の「少し楽」か「ややきつい」くらいの運動が脂肪燃焼に効果的というわけです。

「脂肪燃焼は20分後」ではない

ところで、少し前まで「20分以上走らないと脂肪は燃えない」「脂肪燃焼がはじまるのは20分後」と、よく言われていましたよね。これは、間違いです。

すでに説明したように、私たちの体は糖も脂肪もエネルギー源として使っていて、どんな状態でも両方が使われています。ただ、その割合が変わるというだけ。

脂肪細胞にたくわえられた中性脂肪を分解して、遊離脂肪酸を脂肪組織から筋肉に移してエネルギー源として活用するまでには多少のタイムラグがありますが、もともと血液中にも脂肪（遊離脂肪酸）はあります。だから、最初から脂肪もエネルギー源として使われています。

20分以上運動を続けなくても、日常生活のなかでこまめな運動を繰り返すことでも、ちゃんと脂肪も燃やされているので安心してください。

［3］脂肪を落とすのが先か、筋肉をつけるのが先か

目先の消費エネルギーに一喜一憂しなくていい

ここまで、脂肪燃焼効率を高める運動のポイントについて説明してきました。せっかく運動を行うなら効率の良い方法で行いたいですよね。ただ、それでも限りがあります。

みなさんも日頃から感じているかもしれませんが、食事でエネルギーを摂取するのは簡単なのに、運動でエネルギーを消費するのは大変です。たとえば、おにぎり1個はほんの数分、下手をすれば数十秒で食べ終わりますが、おにぎり1個分のエネルギー（200キロカロリー前後）をジョギングで消費しようと思ったら、体重80キログラムの人が20分ほど走り続けなければいけません。

トレッドミル（ランニングマシーン）やフィットネスバイクには、運動を終了すると消費したエネルギー量（カロリー）とともに、そのエネルギー量を食品に換算したときの目安を表示してくれるものがあります。スポーツジムのランニングマシーンでがんばって走って、いい汗をかいたなと思っていたら、「バナナ1本分」などと表示されて、「え？　た

ったそれだけ？」とがっかりした経験はありませんか。

脂肪燃焼効率の高い運動を行っても、1回の運動で消費できるエネルギー量には限りがあるのです。ですから、目先の消費エネルギーに一喜一憂する必要はありません。

たとえ、がんばって運動をしても「バナナ1本分」や「おにぎり1個分」のエネルギーしか消費できなかったとしても、それが基礎代謝を高めることにつながれば、ふだんからエネルギーを消費しやすくなります。

運動は、エネルギーを効率よく消費すると同時に、必ず基礎代謝の向上にもつながる可能性があることを意識する必要があります。つまりは、筋肉がつくような運動を選ぶこと。それが、活動代謝を増やす上で大切な考え方です。

「瘦せるには有酸素運動が不可欠」ではない理由

エネルギーを消費することよりも、筋肉を増やして基礎代謝を上げることに注目したトレーニングをまさに実践しているのが、「結果にコミットする」でおなじみの、あのパーソナルトレーニングジムです。基本的に有酸素運動は行わず、筋力トレーニングと糖質制限を中心とした食事改善で、エネルギー供給を減らしながらも筋肉は落とさずに基礎代謝を上げることで結果を出しています。

ダイエットと言えば走る運動が定番ですが、走るって結構大変ですよね。しんどいうえに、まとまった時間をつくらなければいけません。その点、「走らなくても痩《や》せる」「有酸素運動をしなくても痩せる」ことを実践した画期的なダイエット方法だったからこそ、こんなにもブームになったのでしょう。

ジョギングやランニングのような有酸素運動と、無酸素運動の筋トレを比べると、エネルギー消費量は有酸素運動のほうが上です。だから、体脂肪を落とすには有酸素運動が効果的と言われます。

ただ、覚えておいてほしいのは、「運動でエネルギーを消費して体脂肪を落とすこと」と、「運動で代謝を高めること」は別であるということ。分けて考えなければいけません。意外にも、多くのエネルギーを消費する有酸素運動は、基礎代謝の高い体づくり（＝燃費の悪い体づくり）にはちょっと不十分なのです。

一方で、筋トレは、エネルギー消費量を比べると有酸素運動に劣りますが、燃費の悪い体づくりにつながり、長い目で見ると代謝を上げてくれます。

「痩せるには有酸素運動」というのは、前述の２つのうちのエネルギーを消費することしか見ていない不完全なアプローチなのです。

有酸素運動も筋トレも組み合わせることが大事

私は、食事に気をつけることと筋力トレーニングを基本にしつつ、暖かくなってきて薄着のシーズンにさしかかってきたら、追い込みで、冬の間についた脂肪を落とすために走るようにしています。

走り込み前の筋肉を増やす時期には、食べ方には気を配りますが、食べる量（エネルギー摂取量）は減らしません。なぜなら、エネルギーが不足するとタンパク質までエネルギー源にまわってしまい、タンパク質が筋肉の合成に使われなくなってしまうからです。ですから、筋力トレーニングをがんばる時期は、少し脂肪もつけつつ筋肉を増やし、その後の追い込み期に、食事ではタンパク質はしっかり摂《と》って糖質と脂質を少し減らし、ランニングで脂肪を燃焼するようにしています。そうすると、筋肉だけが残って理想的な体になりやすいのです。

「走るだけ」「食事制限だけ」のダイエットでは、瘦せはするものの筋肉も脂肪も両方落ちていき、残念な体になってしまいます。しかも、過度な食事制限は続きませんし、基礎代謝を下げるので、最終的にはリバウンドしやすく、リバウンドしたあとに痩せにくい体になってしまう。その失敗はすでに経験済みなので、今は、代謝の良い体づくりと脂肪を落とすことを必ずセットで行うようにしています。

ちなみに、燃費の悪い体の筆頭のようなボディビルダーの人たちは、オフシーズンの冬場は食べる量を増やして、あえて一度太るケースが多いようです。この時期は筋肉も脂肪も同時に増やすことにしているというのです。その後、脂肪の材料になりやすい糖質や脂質は減らして、筋肉の材料となるタンパク質と、食物繊維やビタミン、ミネラルが豊富な野菜を中心とした食事に替えていくことで、筋肉だけを残し、大会などの本番に合わせてあの肉体をつくり上げています。

ただ、あれだけムキムキの筋肉を維持するには相当なエネルギーが必要なので、しばらくするとエネルギーが不足して筋肉も落ちていきます。だから、もう一度あえて太ったあとで脂肪だけ落としていくということを繰り返すのです。ずっと保つことはできないからこそ、ボディビルダーの世界にはオンとオフがあるのでしょう。

では、いわゆる中年太りと言われるような、若い頃に比べて筋肉は減り、脂肪がたまった状態になっている人は、エネルギーを消費して体脂肪を落とすことと、筋肉を増やして代謝を高めることのどちらから取り組んだほうがいいのでしょうか。

答えは、「両方同時に行うべき」です。

重たい体で運動をすれば膝《ひざ》などに負担がかかりそうだから、脂肪を落としてから運動に取り組んだほうがいいのではないか、と心配する人もいるかもしれません。実際、太っている人は、重たい荷物を抱え続けているのと同じなので、膝や股《こ》関節を悪くしやすいものです。だからこそ、とくに下半身の筋肉を使う運動を上手に取り入れることが大事です。

ジムでいちばん活動代謝が上がるのは

スポーツジムに行ってランニングマシーンで運動をするなら、心拍数を意識して脂肪燃焼効率を高めるとともに、傾斜をつけて少し負荷をかけること。負荷がかかることで、より筋肉がつきやすくなります。そうすると、脂肪を落とす有酸素運動と、筋肉をつける運動を同時に行えて一石二鳥ですね。

水泳も、水圧で自然に負荷がかかるので、有酸素運動だけではなく筋トレ効果もあり、よいと思います。もちろん、マシーントレーニングで筋トレを行って、ランニングマシーンで有酸素運動を行うなど、両方をそれぞれ行うこともおすすめです。

その際、筋トレから行ったほうがいいのか、有酸素運動から行ったほうがいいのか、順番を気にする人もいるかもしれません。「筋トレをしてから有酸素運動を行ったほうが、成長ホルモンが分泌されて、有酸素運動時の脂肪燃焼効率が高まる」といった話も耳にしますが、科学的根拠は不十分です。

筋トレが先でも有酸素運動が先でも順番はどちらでも構いません。それよりも、両方の要素を取り入れることが大事と考えてください。

ついでに言えば、「１日のうちでどの時間帯に行うべきか」も、とくにこだわる必要はありません。いつでも、できる時間帯でかまいません。ただし、おすすめできない時間帯はあります。自律神経がリラックスモードの副交感神経優位からアクティブモードの交感神経優位へと切り替わる早朝は、体がギアを上げて血圧が上がり、心拍数も増加しているタイミングなので、激しい運動はおすすめできません。また、寝る前も、運動で交感神経を刺激すると眠れなくなってしまうので避けたほうがいいでしょう。

私の場合、ある程度まとまった時間が取れるのは診療後なので、運動は仕事終わりに行っています。ただ、なかなかまとまった時間が取れる日ばかりではありませんよね。ですから、日中の生活のなかでこまめに筋肉を動かす機会を増やすことも大切です。

空腹のときこそ、体を動かそう

ところで、小腹が空《す》くとつい甘いものに手が伸びてしまう、ちょっと空腹を感じると何かをお腹に入れなければ落ち着かないという人がいますが、そういうときにこそ、ぜひ体を動かしてほしいと思っています。

ちなみに、小腹が空くといつも甘いものを食べてしまうのは、「糖質中毒」かもしれません。というのは、糖質は、タバコのニコチンと同じように依存性が強いのです。

喫煙者は、体内でニコチンが切れると、すぐにタバコをほしがりますよね。そうした反応がなぜ起こるのかと言うと、タバコを吸うとニコチンが脳の前頭葉のあたりにある「報酬系」という回路をダイレクトに刺激し、「ドーパミン」という神経伝達物質が放出されます。そうすると、脳は快感を得られるので、そのうちにニコチンが切れてくるとイライラするようになり、すぐにタバコを吸いたくなってくるのです。

じつはまったく同じ反応が糖質でも起こります。糖質をとると、脳が快感を得てしまうのです。糖質の依存性は麻薬よりも強いという研究結果さえあるほどです。

しかも、ドーパミンが出ると、摂食中枢が刺激され、「もっと食べよう！」というシグナルが出されてしまうので、止まらなくなってしまう。クッキー1枚、ポテトチップス3枚でやめようと思っていたのに、気づいたら箱ごと、袋ごと食べてしまった……なんてことありませんか。糖質というのは、十二分に満たされるまでほしくなってしまうものなのです。

私も、恥ずかしながら、アーモンドの入ったチョコレートをひと箱食べてしまう、ということがつい最近までありました。「大部分はアーモンドでチョコレートは少ないからいいかな」と自分に言い訳しつつ、運転中に小腹が空いたときに好んで買っていたのですが、最初は「3個でやめておこう」と思っていたはずが、1時間ほど運転している間に気づいたら全部食べてしまって後悔するということを、じつは幾度となく経験しています。

美味しいからこそ食べてしまうのですが、糖質は依存をつくるとわかっているはずの自分でも失敗してしまうのですから、それだけ常習性があるということでしょう。最近は、これまでの反省をもとに、最初の1個に気をつけるようにしています。つまり、欲求をむやみに刺激してはいけないのです。

禁煙中のタバコと同じですね。「1本ならいいかな」と思って、飲みの席などで1本吸ってしまうと、それまでの禁煙が台無しになってしまいます。糖質も最初の一口が肝心です。一口、甘いものを食べてしまうと、脳が喜んでしまうので、脳をむやみに期待させてはいけないのだなと学びました。

そこで、小腹が空いたときに、甘いものに手を伸ばす代わりにおすすめしたいのが、体を動かすことなのです。「え？　お腹が空いたときに運動がいいの？」と不思議に思うかもしれませんが、「いい」理由がちゃんとあります。

ウォーキングなどの運動を行うと、食欲を増やすホルモンである「グレリン」の分泌量が減り、逆に食欲を抑えるホルモンである「ペプチドYY」の分泌量が増えるのです。思えば、学生時代の体育の授業後、給食の際に意外と食欲が減退していたような記憶があります。

1日3回の食事をとって栄養が足りているのであれば、食事と食事の間の中途半端な時間に空腹を感じたときには、まずは水を飲んでちょっと我慢してみること。そして、とりあえず体を動かしてみることです。

第1章で、空腹を感じたときというのは、「備蓄倉庫のシャッターがガラガラと上がり、在庫が運び出されはじめたところ」だ、と書きました。空腹は、体内の備蓄を減らすチャンスなのです。

あるいは、患者さんには、体を粘土人形に見立てて、こんな風に説明することがあります。

空腹感が今、粘土でつくられた体を少しずつ削り取ってくれようとしているのに、甘いものを食べるということは削り取ってくれている手を止めて、新たな粘土をくっつけるようなものですよ、と。

せっかく削り取られようとしているところに、新たな粘土（脂肪）をくっつけるのは嫌ですよね。

ちょっとお腹が空いたなと思ったら、そんな風にイメージしながら、体を動かしてみてください。前向きな気持ちで体を動かせるのではないでしょうか。

そのときに家の中を掃除したり、仕事机を片付けてみたり、掃除ついでに体を動かすこともおすすめです。そうすれば、体とともに家（机）もきれいになって一石二鳥、さらに家族や同僚に感謝されれば一石三鳥です。

[4] 生活のなかでできる、活動代謝をアップする運動

言い訳いらず、どこでもいつでもできる運動

活動代謝を高める方法は、何もスポーツジムに行ったり、ランニングをしたり、ゴルフやテニスといったスポーツをしたりといった運動だけではありません。家にいながら、あるいは仕事中の隙間の時間にできることもたくさんあります。

そもそも、もともと運動をする習慣のない人、スポーツが好きではない人にとっては、「無駄に筋肉を使いましょう」「運動をしましょう」と言われても、スポーツジムに行ってマシーントレーニングを行ったり、ランニングをしたりといったことは、ちょっとハードルが高いですよね。ハードルが高いからこそ、「今日は雨だから」「寒い（暑い）から」「忙しいから」など、できない言い訳をすぐに思いついてしまいます。

でも、家でテレビや動画を見ながらできる運動や、仕事中に席に座りながらできる運動であればどうでしょうか。そのくらいなら「やってみようかな」という気になりませんか。

私自身、新型コロナウイルス感染症が流行した際に、せっかく入会したスポーツジムに

通えない日々が続き、わざわざ着替えてジムなどにいかなくても家でできる運動の重要性を実感しました。

ポイントは、「筋肉を無駄に動かすこと」と「筋肉にちょっと負荷をかけること」です。

ここからは、家の中でも仕事の合間にもできる、そして運動嫌いな人にもできるエクササイズを紹介します。

●「座ったまま膝伸ばし」体操

全身の筋肉のなかでもいちばん大きいのが太ももの前面にある大腿《だいたい》四頭筋でした。まずは、座りながら大腿四頭筋を使う運動をご紹介します。

①椅子に腰かけたまま、片方の脚をゆっくりと伸ばします

②床と平行になるくらいまで上げたら、足首を直角に曲げてつま先を手前に寄せます

（このとき、太ももが椅子から少し浮くように）

③その状態で30秒から1分キープします

これを、左右を交代しながら、2~3回繰り返します。

年齢を重ねるとともに、膝に痛みを感じはじめる人が増えます。膝まわりの筋力が衰えると、膝関節がぐらぐらと不安定になり、膝の骨のまわりを覆っている軟骨が傷つき、痛みを引き起こすのです。

「膝が痛むから運動をしたくない、長く歩けない」と言っているうちに、体を動かさないから脂肪のたくわえが増えて、さらに膝に負担がかかる……という悪循環に陥ってしまう人も。膝の痛みを緩和・予防するためにも、膝を守ってくれる大腿四頭筋を鍛えましょう。

「膝伸ばし」の運動は、膝を伸ばしてつま先を手前に寄せるときに大腿四頭筋がグッと縮まります。体のなかでいちばん大きな大腿四頭筋を使うことで筋肉量を増やすとともに、膝の痛みを予防してくれるので、お腹まわりが立派になってきた方にまず取り入れてほしいエクササイズです。テレビを見ながらでも仕事中の机の下でも、人知れずこっそりとできるので、忙しくて運動の時間をとれない人にもおすすめです。

●「座ってコサック」体操

ただ膝を伸ばすだけでは物足りないという方は、少し負荷を上げましょう。

①椅子に浅く腰かけ、お腹を凹《へこ》ませるようにグッと下腹に力を入れます
②体を安定させるために、両手で椅子の両端をつかみます
③両足を少し床から浮かせます
④その状態のまま、リズミカルに左右の脚を交互に伸ばします

この動き、何かに似ていませんか。

そう、コサックダンスです。しゃがんだ状態のまま、左右の脚をリズミカルに交互に伸ばすのが、本物のコサックダンス。うかつにやろうとすると膝を痛めてしまいそうな動きですが、座った状態で行えば、適度な負荷で、下半身の筋肉と腹筋を使えます。

もし前述のやり方では「ややきつい」を超えてしまうときには、椅子に深く腰かけて背もたれを使いましょう。そうすると、少し楽に行えるようになります。

座りっぱなしで疲れたなと思ったときや、仕事中の気分転換などに、ぜひやってみてください。体を動かすと血流も良くなるので、スッキリするはずです。

●妄想ドローイン――「みんなが自分のお腹を見ている！」

もうひとつ、生活のなかでこっそりとできるエクササイズを紹介しましょう。

「ドローイン」という体幹トレーニングはご存知でしょうか。

お腹を凹ませた状態をキープしながら呼吸を続けるというものです。お腹のいちばん奥にあり、内臓全体をコルセットのように包み込んで守っている「腹横筋」や「腹斜筋」を鍛えるトレーニングです。

通常は、膝を立てて仰向けに寝た状態で行うことが多いのですが、このドローインをいつでもどこでも咄嗟《とっさ》にやろうということで考案したのが、「誰かが自分のお腹を見ている！」と勝手に妄想することです。

たとえば、社内にいるときに「みんなが自分のお腹を見ている！」と妄想するのです。そうすると、咄嗟にグッとお腹を凹ませますよね。外出先でも「お腹を見られている」と思いながら歩くと、お腹を凹ませて腹横筋や腹斜筋を使いながら歩くことになります。

気が抜けると元に戻るので、鏡やガラスに自分の姿が映ったときには、必ずグッとお腹を凹ませる。そう習慣づけるのもいいですね。

自分の姿が映ったときに髪形を気にする人は多いですが、みなさん、お腹は無防備です。

でも、中高年になってくると、シルエットで見た目の若さが変わります。薄くなった髪を一瞬で変えることはできませんが、ポッコリと出っ張ったお腹を一瞬で凹ませることは可能です。

お腹の奥の筋肉を使ってグッと凹ませるだけで、ぽっこりお腹が一瞬で薄くなり、姿勢がよくなり、シルエットが若返ります。たったそれだけのことでびっくりするほど印象は変わるので、ぜひ一度、鏡の前で試してみてください。下腹部の力を抜いて背もたれにもたれかかって座った状態と、お腹をグッと凹ませて背もたれを使わずに座った状態を見比べたら、無防備なお腹を見られることに危機意識が芽生えるかもしれません。ちなみに、ダイエットのビフォー・アフターの写真でもこの手法がよく使われています。

私は、外来診察中、あえて背もたれのない椅子に座っています。背もたれがなければ、当然、背もたれに寄り掛かれないので、姿勢を維持するために常に筋肉を使うことになります。それだけでも、ずいぶんとエネルギーを使うので活動代謝が上がっているはずです。

まずは、「お腹を見られている！」という妄想と、鏡などで自分の姿を見たらグッとお腹を凹ませるという習慣づけからはじめてみましょう。

【コラム2】睡眠不足が代謝を下げるシンプルな理由

代謝を良くするには、睡眠不足は大敵です。

夜更かししていると、無性に何かを食べたくなりませんか。睡眠が不足していると、食欲にかかわるホルモンのバランスが変わってしまうことがわかっています。

「お腹がすいたから食べよう」と摂食行動を促す摂食中枢、「満腹になったから、もう食べるのはやめよう」と摂食行動をおさえる満腹中枢は、どちらも脳の視床下部という場所にあります。そして、この摂食中枢と満腹中枢をコントロールするホルモンとして知られているのが、「グレリン」と「レプチン」です。

空腹になると、胃からグレリンがたくさん分泌され、摂食中枢に働きかけて食欲を高めます。一方、食事をとって脂肪細胞が中性脂肪をたくわえると、脂肪細胞からレプチンがたくさん分泌され、満腹中枢に働きかけて食欲をおさえてくれます。なおかつ、レプチンは交感神経を刺激するので、レプチンの分泌が増えると、全身に「エネルギーを消費するように」という指令が出されます。

ただし、メタボになって内臓脂肪がたまると、レプチンの働きが悪くなってしまう（レプチンに対する感受性が落ちる）ので、脂肪をたくわえすぎると食欲に歯止めが利きにくくなってしまうのです。

このように食欲を左右するグレリンとレプチンという2つのホルモンですが、睡眠が不足すると、食欲を高めるグレリンは増え、食欲をおさえるレプチンが減ることがわかっています。だから、寝不足の日には食べたくなってしまうのです。

しかも、寝不足になると、手軽に食べやすくて太りやすい、糖質や脂質の多い食事をより食べたくなるという研究結果もあります。

また、寝不足の翌日に、運動をしようと思いますか？

そういう気分にはなりませんよね。ついボーっと過ごしてしまいがちです。

そもそも忙しいときに睡眠不足に陥りやすいので、運動をする時間もないでしょう。

そうすると、寝不足のときには、摂食行動は増す一方で、エネルギーを消費する行動は低下しやすい。だから、寝不足の日々が続くと活動代謝も基礎代謝も落ちていくのです。

というわけで睡眠不足は代謝の敵。代謝をコントロールするには、しっかり寝ることも大事です。

第4章

「有用なものを取り込み、不要なものを消す」コツ

――【食事代謝と「食習慣」】

[1] 食べたものが体をつくり、エネルギーになる

基礎代謝、活動代謝に続く3つめの代謝が、「食事代謝（食事誘発性熱産生）」です。

第1章で紹介したように、食事代謝とは、食べたものを消化・吸収し、体内で必要なものに作り替えたり蓄積したりする際に熱として消費するエネルギーのこと。食事は、エネルギーをとる行為ですが、同時に、エネルギーを消費し代謝を高める行為でもあるのです。

この食事代謝は、「何を食べたか」「いつ食べたか」でも変わります。

タンパク質は摂取したエネルギーの約30％ほどが熱として消費され、糖質は約6％、脂質は約4％と言われています。じつはタンパク質を食べたときの食事代謝量がいちばん高い。同じエネルギー量の食事なら、タンパク質の割合が多いメニューのほうが、食べたそばからより多くのエネルギーを消費するということです。

また、夜の食事は朝食や昼食に比べて食事代謝量が5割減るとも言われています。同じメニューを食べても夜のほうがたくわえられやすいということです。

さらに、食事代謝量は、よく噛《か》んで食べるほど高まる、全身の筋肉が多いほど高まるこ

ともわかっています。筋肉をつけることは、基礎代謝を高めるだけではなく、食事で消費するエネルギーも増やしてくれるのです。代謝を上げるにあたって、いかに筋肉が大事か、ということですね。

その筋肉をつくる材料となるのは、私たちが食べた肉や魚、豆などに含まれるタンパク質です。筋肉だけではなく、内臓も、内臓の働きを調節しているホルモンも、全身を流れる血液も、体を構成している一つひとつの細胞も、自分が食べたものを材料にできています。もちろん、お腹まわりを覆っている脂肪も、食べたものが体内で脂肪に作り替えられ、蓄積したわけですよね。

私たちが食べたもののうち、あるものは体をつくる材料となり、あるものは体を動かすエネルギー源となり、あるものは使われずに脂肪となってたくわえられる。

「食べたものから、いかに使えるものを取り出し、要らないものを処理するか」が、代謝でした。何を、どのくらい、いつ食べるかによって、代謝の過程や代謝の結果つくられるものが変わります。

この章では、体にとって有用なものをつくり、不要なものを取り除くために「何を食べて」「何を控えて」「いつ食べる」のか、お伝えします。

［2］三大栄養素の摂り方①　筋肉を増やすタンパク質の摂り方

タンパク質は代えがきかない

私たちは生きるために必要なものを食べ物から摂《と》り入れていますが、なかでも「三大栄養素」と呼ばれるのが、タンパク質、脂質、糖質の3つです。なぜこの3つが「三大」なのかと言えば、これら3つがエネルギー源となる栄養素だからです。

通常、主にエネルギー源となるのは糖質と脂質です。タンパク質は主に体をつくる材料となりますが、三大栄養素はお互いに補い合っていて、体内でエネルギーが不足していると、筋肉が分解されてタンパク質がエネルギー源として駆り出されます。

また、体内でブドウ糖が不足すると、「糖新生」と言って、タンパク質を分解してできた「アミノ酸」を材料にブドウ糖がつくられます。同じように、脂質を分解してできた「グリセロール」も、糖新生の材料となります。一方で、糖質もタンパク質も（もちろん脂質も）使われずに余ったら、中性脂肪に作り替えられてたくわえられます。

つまり、体内では、タンパク質や脂質を材料に糖質（ブドウ糖）をつくったり、糖質やタンパク質を材料に脂質（中性脂肪）をつくったり、相互に変換することができるのです。ただし、タンパク質は、糖質からも脂質からもつくることができません。タンパク質は、代えがきかないのです。

タンパク質は、私たちの体を形づくっている筋肉や内臓、血管、軟骨、皮膚、髪の毛、爪などの材料となるもの。さらには体内の機能を調節するホルモンや、体内でさまざまな化学反応をすすめる触媒となる酵素などの材料でもあります。

タンパク質が不足すれば、体をつくる材料が不足するわけですから、体そのものが脆弱《ぜいじゃく》になってしまいます。なかでも、体内のタンパク質が不足したときにまず削られてしまうのが、筋肉です。筋肉が減少すれば、基礎代謝も活動代謝も食事代謝も低下することはすでに説明したとおりです。だからこそ、タンパク質は、食事で十分な量を摂る必要があります。

タンパク質は脂肪になりにくい

もうひとつ、タンパク質には特徴があります。それは、糖質や脂質に比べて脂肪になりにくいということ。

三大栄養素は摂りすぎると中性脂肪に作り替えられて「いつかの備蓄」用に蓄積される、と繰り返し説明してきましたが、そのなかで、タンパク質は他の2つに比べると脂肪になりにくいのです。

タンパク質のいちばんの役割は、体をつくる材料になることです。ただ、タンパク質をたくさん摂れば摂るほど、体内でタンパク質の再合成が進んで筋肉が増えるのかというと、そうではありません。体重1キログラムあたり1日2グラム程度が上限と言われています。つまり、体重60キログラムの人なら1日120グラムが上限で、それ以上摂っても余ってしまうということ。

では、余ったタンパク質（アミノ酸）はどうなるかと言うと、糖質や脂質と同じように一部は中性脂肪に作り替えられて脂肪細胞にたくわえられますが、多くは、エネルギーとして使われるか、尿中に排出されます。そのため、糖質や脂質に比べると、脂肪になりにくいのです。

食べなければ摂れないアミノ酸がある

では、タンパク質を摂るときにはどんな食品を選ぶべきでしょうか。タンパク質が多く含まれている食品は、肉、魚、卵、大豆、牛乳、乳製品などです。

こうした食品を摂ると、消化の過程で、まず、タンパク質が「アミノ酸」(タンパク質はいくつものアミノ酸が連なってできています)にまで分解されます。そして、小腸で吸収されたあと、肝臓や全身の各組織で再びタンパク質に合成されます。

タンパク質と一言でいっても、その形はさまざまです。タンパク質は筋肉をはじめ、全身のさまざまなものに活用されているので、それぞれの場所でそれぞれの目的に合わせて、アミノ酸の組み合わせを変え、作り替えられています。その数はなんと10万種類ほど。たとえば、コラーゲンやヘモグロビンもタンパク質の種類のひとつです。

10万種類もあるタンパク質ですが、それらを構成しているアミノ酸はたった20種類しかありません。たった20種類の部品(アミノ酸)から、10万種類もの製品(タンパク質)をつくっているのですから、すごいですよね。

20種類とも健康な体をつくるうえで欠かせない大事な〝部品〟ですが、20種類のアミノ酸のうち、体内で合成することができない、または合成量が足りないものが9種類あります。それらは必ず食事から摂らなければいけないので、「必須《ひっす》アミノ酸」と呼ばれます。

タンパク質の選び方でまず大事なのは、この必須アミノ酸がバランスよく含まれているものを選ぶことです。

私たちの体にとって必要な量に対して、それぞれの必須アミノ酸がどのくらい含まれているかを数値化した「アミノ酸スコア」というものがあります。タンパク質の質を測る指標で、アミノ酸スコアが「100」のものは、すべての必須アミノ酸が十分に含まれていることを示します。

アミノ酸スコアが100または100近くの食品は、牛肉、豚肉、鶏肉《とり》、卵、魚類、牛乳、チーズ、大豆、豆腐など。つまりは、いわゆるタンパク質の多い食品のほとんどは、必須アミノ酸もバランスよく含まれています。

動物性タンパク質のほうがアミノ酸スコアは高いのですが、植物性タンパク質のなかでも大豆は、肉や魚などの動物性タンパク質と同じように必須アミノ酸がバランスよく含まれた良質なタンパク質です。

「BCAA」を多く含むものを

代謝の良い体をつくるという意味では、9種類の必須アミノ酸のなかでもとくに意識して摂ってほしいものがあります。それは、「BCAA（Branched Chain Amino Acid：分岐鎖

ロイシンがどれくらい含まれるか

食　品	量	ロイシン
ささみ	100ｇ	1900mg
若鶏むね皮なし	100ｇ	1800mg
若鶏もも皮なし	100ｇ	1500mg
豚ロース赤身肉	100ｇ	1800mg
牛もも赤肉	100ｇ	1600mg
クロマグロの赤身（切り身）	100ｇ	2000mg
ツナ水煮缶	1缶70ｇ	840mg
さば	100ｇ	1600mg
サバ水煮缶	100ｇ（1/2缶程度）	1600mg
鮭（切り身）	100ｇ	1700mg
高野豆腐	1食40ｇ	1800mg
蒸し大豆	100ｇ	1500mg
納豆	100ｇ	1300mg
木綿豆腐	100ｇ（1/3丁程度）	590mg
チェダーチーズ	100ｇ	2500mg
プロセスチーズ	100ｇ	2300mg

※『七訂　食品成分表2020』より

アミノ酸)」と呼ばれている、「バリン」「ロイシン」「イソロイシン」という3つの必須アミノ酸です。

これらは、運動時に筋肉のエネルギー源となる必須アミノ酸として知られていて、筋肉を構成している必須アミノ酸の4割近くを占めています。「筋肉の合成を促す」「筋肉の分解を抑制する」という働きがあり、筋肉を増やすには欠かせない栄養素なのです。

この3つのアミノ酸のなかでもとくに大事な働きを担っているのが「ロイシン」なので、筋肉を増やすにはロイシンが多く含まれているタンパク質を選ぶことも大切です。ロイシンを多く含む食品には、マグロの赤身やささみ、鶏むね肉、大豆、チーズなどがあります。

「手のひらサイズの肉・魚と大豆メニュー」で1食分

1日にタンパク質をどのくらい摂ればいいのかと言うと、「日本人の食事摂取基準(2020年版)」によると、成人男性は65グラム(65歳以上は60グラム)、成人女性は50グラムが推奨されています。

ただし、これはおおまかな基準であって、デスクワークなのか体を動かす仕事なのか、運動習慣があるのかといった生活スタイルや体格によって、実際の必要量は変わります。

仕事はデスクワークが中心で、通勤や買い物、家事、軽い運動などで体を動かす機会があるという身体活動レベルが「普通」の人の場合、1日に必要なタンパク質の量は体重1キログラムあたり約0・9グラムです。

1日に必要なタンパク質の量（g）＝体重（kg）×0・9（g）

体重70キログラムの人の場合、「70×0・9＝63」グラムということ。

移動や立位の多い仕事に就いている人や定期的な運動習慣がある人、筋トレを行って筋肉を増やしたい人の場合、もっとタンパク質が必要なので、体重1キログラムあたりの必要量は「1・6グラム」（研究によっては1〜2グラム程度まで）で計算します。同じ体重70キログラムでも、ふだんからかなり運動を行っている人は、「70×1・6＝112」グラムということです。そうすると、1日3食として、1食あたり20〜40グラムほど。

また、タンパク質は「食べ方」も大事で、1食で摂る量が多すぎても少なすぎても効率が悪いのです。たとえば、1日に必要な量をまとめて摂っても、体が一度に処理できるタンパク質の量には上限があるので、処理できなかった分はエネルギーや脂肪にまわされるか、尿として排出されてしまいます。

一方、少量をこまごまと食べるのも、もったいない食べ方です。なぜなら、血中のアミノ酸の濃度が高まることで体内でのタンパク質の合成がはじまるので、血中のアミノ酸濃度を上げるにはある程度まとめてタンパク質を摂る必要があるからです。

私のおすすめは、1回の食事で肉か魚の主菜に、植物性のタンパク質である大豆・大豆製品をプラスすること。肉や魚は1食あたり手のひらサイズを目安にすると、だいたい20グラム前後のタンパク質量になります。これに、たとえば納豆1パックや豆腐半丁、豆乳コップ1杯をプラスすると、それぞれ10グラム弱です。

主菜は、できれば肉料理よりも魚料理の頻度を多めにするほうが理想的です。焼き肉や焼き鳥、ステーキ、ハンバーグなどと食欲をそそるメニューが多いうえ、料理も手軽なので、つい魚よりも肉ばかりになってしまう人は多いかもしれませんが、タンパク質を毎回肉から摂っていると、どうしても動物性の脂肪が増えてしまうのです。動物性脂肪は摂りすぎると肥満の原因になり、心疾患などの病気のリスクを上げてしまいます。

肉と同じように良質なタンパク源である魚や大豆をとり入れることで、脂質はおさえつつタンパク質を摂ることができます。まずは、2回に1回はおかずを肉料理ではなく魚料

100グラムあたりのたんぱく質と脂質の量

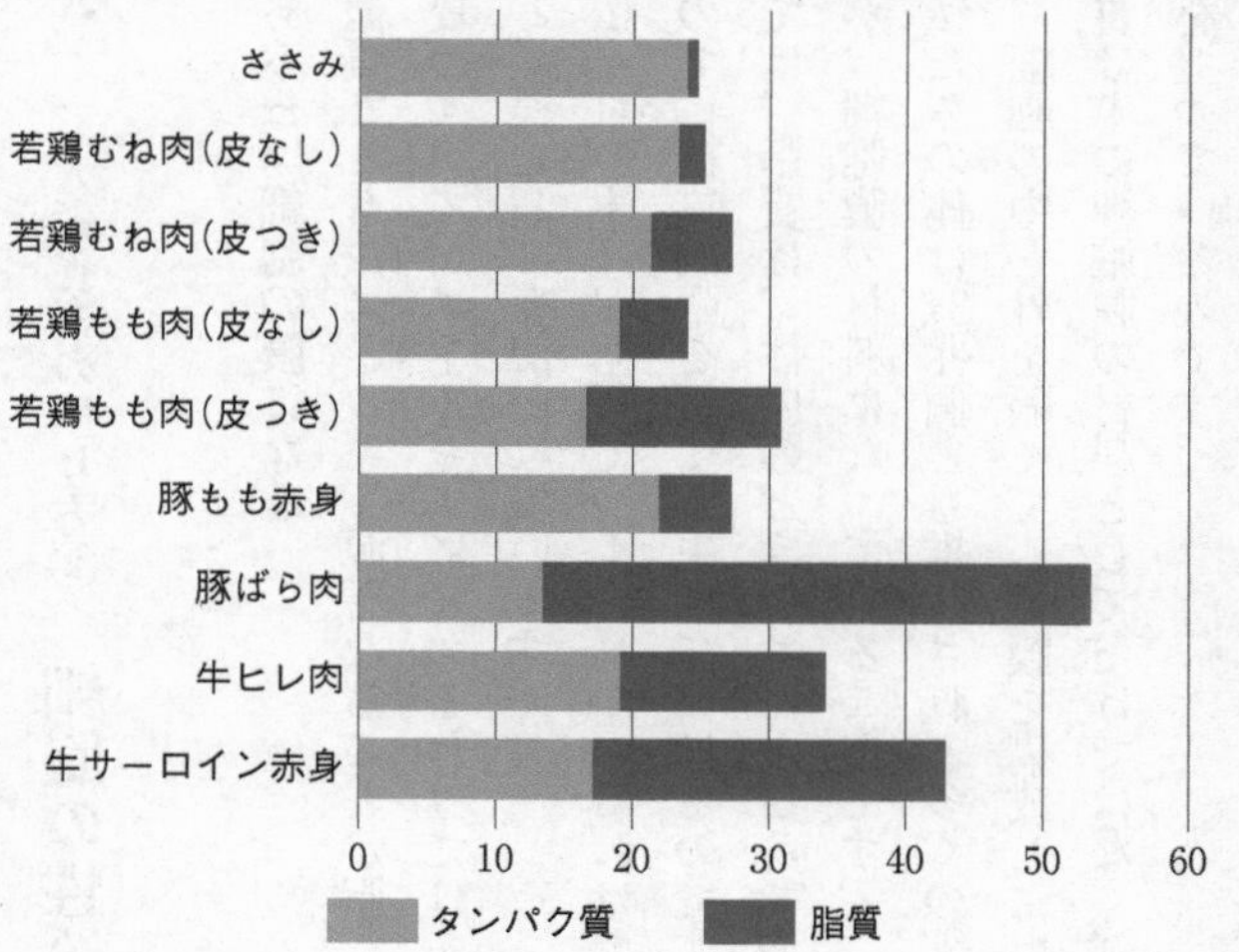

理にすることを目標にしましょう。

そして、肉を選ぶときには、できるだけ脂肪分の少ないものを選びましょう。上のグラフは、それぞれの肉100グラムあたりに含まれるタンパク質と脂質の量です。肉の選び方によっては、タンパク質を摂っているつもりが脂肪のほうが多い……ということになりかねません。脂肪分が少ないのは、ささみ、鶏むね肉、豚もも肉、牛肉ならヒレ肉などです。

魚にも脂質(油)が多いものもありますが、魚の油は〝積極的に摂りたい油〟なのです。その理由は、次の脂質の項目で説明しましょう。

［3］三大栄養素の摂り方②　細胞の性質を変える脂質の摂り方

あぶらは細胞の膜になる

糖質とともにエネルギー源となることが脂質の主な役割ですが、糖質とは違い、摂った脂質のすべてがエネルギーに変わるわけではありません。体内で代謝された結果、体をつくる材料としても使われています。

私たちの体は、糖質でつくられているわけではなく、タンパク質と脂質でつくられているので、糖質制限をしても生きていけるのです。

では、脂質は、体内のどういったところで使われているのでしょうか。いちばん重要なのが、細胞膜の材料になっていることです。

私たちの体は37兆個とも推定される多くの細胞でできていますが、その一つひとつを覆い、細胞の中と外を隔てている膜を構成しているのが脂質（主にリン脂質）です。そして、脂質は単に細胞膜の材料としてだけではなく、その細胞の性質を左右するという重要な役割を担っているのです。

「細胞の性質が左右される」と聞いてもピンと来ないかもしれませんが、細胞が、荒々しくなったり穏やかになったりするのです。人間の性格も、荒々しくてすぐに怒る人よりも、いつも穏やかであんまり怒らない人のほうがいいですよね。細胞も同じで、荒々しい細胞は「炎症」を起こしやすく、穏やかな細胞は「炎症」を起こしにくくなります。

ここで、炎症についても簡単に説明しましょう。

炎症とは、異物（細菌やウイルス）が侵入してきたとき、細胞や組織が障害を受けたときに、異物そのものやダメージを受けた部分を取り除いて、体を正常に戻すための反応のことです。わかりやすいところでは、蚊に刺されて赤く腫《は》れる、風邪を引いて熱が出る、擦りむいた部分が赤くなるなどが炎症反応です。

こうした明確な理由があって起こる短期間の炎症は、私たちの体を守ってくれる免疫システムのひとつであり、大事な仕組みですが、明確な理由のないまま、体内で炎症がだらだらと続くことがあります。そうした炎症のことを「慢性炎症」と言い、血管や肌などの老化を進める原因になっているほか、動脈硬化やがん、アレルギー、認知症など、さまざまな病気にもつながります。

この慢性炎症を引き起こす最大の要因は、内臓脂肪型の肥満（メタボ）ですが、先ほど書いたように「細胞膜にどんな種類の脂質が使われるか」という脂質の代謝もカギを握っているのです。

魚の油は細胞を〝穏やか〟にし、肉の脂は細胞を〝荒々しく〟する

細胞膜を構成するリン脂質の主成分は、「脂肪酸」です。

脂肪酸とは、リン脂質に限らず、脂質を構成する主成分のこと。糖質を摂ったらブドウ糖にまで分解されて小腸から吸収されるのと同じように、脂質を摂ったら脂肪酸（とグリセロール）にまで分解されて吸収されます。

この脂肪酸にはいくつかの種類があり、細胞膜を構成するリン脂質がどのような脂肪酸を主成分としているのかで、その細胞の性質が変わります。

具体的には、「アラキドン酸」という脂肪酸を取り込んだリン脂質が多いのか、「EPA（エイコサペンタエン酸）」や「DHA（ドコサヘキサエン酸）」という脂肪酸を取り込んだリン脂質が多いのかが決め手になります。

EPAやDHAは聞いたことがあるでしょうか。魚の油に多く含まれる脂肪酸です。アラキドン酸のほうは初めて知る方も多いかもしれませんが、肉や卵、植物など、陸の

ものからとれる油に多く含まれています。

細胞膜を構成するリン脂質に「アラキドン酸」が多いと、細胞が何らかの刺激を受けたときに、細胞膜からアラキドン酸が外に放出されて、さまざまな酵素の影響を受けながら、次々と変化し、いくつかの生理活性物質（まわりの細胞に何らかの働きかけを行うもの）に変わります。このとき、免疫細胞（白血球）に働きかけて炎症を引き起こす物質や、血小板に働きかけて血栓（血液の塊）をつくりやすくする物質に変わっていくので、アラキドン酸が多い細胞膜は、炎症や血栓を引き起こしやすい荒々しい細胞になるのです。

一方、ＥＰＡやＤＨＡが多いと、アラキドン酸が炎症や血栓を引き起こす物質に変わる機会が減ります。さらに、ＥＰＡやＤＨＡが細胞膜から飛び出したときに、逆に炎症を終わらせる物質に変わるため、炎症を起こしにくい穏やかな細胞になります。

こう書くと、アラキドン酸が悪者のようですが、そうではなく、アラキドン酸も、ＥＰＡ、ＤＨＡも体にとっての必要な脂肪酸です。問題は、そのバランスなのです。

魚料理よりも肉料理を食べる機会の多い、現代の私たちの生活では、知らず知らずのうちにアラキドン酸のほうを多く摂っています。

細胞膜では、アラキドン酸と、ＥＰＡ・ＤＨＡが椅子取りゲームをしているようなもの。

アラキドン酸ばかりが細胞膜の〝椅子〟を占領していては困るので、EPA、DHAを意識的に体内に摂り入れ、アラキドン酸を控えることで、アラキドン酸が占領しがちな細胞膜の〝椅子〟を奪う必要があるのです。

タンパク質の摂り方について書いた前項の最後に、魚の油は〝積極的に摂りたい油〟だと書きましたが、その理由はわかっていただけたでしょうか。

細胞膜に取り込まれると細胞の性質を穏やかにして炎症を抑えてくれるEPAやDHAが豊富に含まれているため、魚の油は積極的に摂りたい油なのです。

積極的に摂りたい油、控えたい油

アラキドン酸とEPA、DHA以外にも脂肪酸にはいくつかの種類があり、意識して摂りたい油（脂肪酸）と、控えたい油（脂肪酸）があります。

ここで、脂肪酸の種類についてざっと説明しましょう。

脂肪酸はまず、常温で固まる脂の「飽和脂肪酸」と、常温でも固まらない液体の油の「不飽和脂肪酸」に分かれます。

牛肉や豚肉、バターなどに多く含まれるのが、飽和脂肪酸です。先ほど、肉にはアラキドン酸が多く含まれると書きましたが、アラキドン酸よりもはるかに多く含まれているのが、この飽和脂肪酸です。

一方、不飽和脂肪酸は、化学式の違いから「オメガ3系脂肪酸」「オメガ6系脂肪酸」「オメガ9系脂肪酸」という3種類に分かれます。

「オメガ3系脂肪酸」の代表が、炎症を抑えてくれる脂肪酸として紹介した「EPA」「DHA」と、「α-リノレン酸」です。α-リノレン酸は体内で代謝されると、その5～10%ほどがEPAやDHAに変換されます。

なおかつ、オメガ3系脂肪酸には、血中の中性脂肪値を下げる効果があることもわかっています。中性脂肪値が上がれば悪玉コレステロールのなかでも悪い「超悪玉コレステロール」が増える、ということは第1章で説明しました。つまり、オメガ3系脂肪酸には、中性脂肪を下げて超悪玉コレステロールを減らし、脂質の代謝を改善してくれる作用があるのです。ですから、オメガ3系脂肪酸は〝積極的に摂りたい油〟です。

オメガ3系脂肪酸は、体内では合成することのできない「必須脂肪酸」なので、食事で摂らなければいけません。ところが、α-リノレン酸が多く含まれているのはエゴマ油やアマニ油、チアシードオイルなど、一般的にはあまり使われない油ばかりなので、EPA

やDHAそのものが多く含まれている魚をたくさん食べるとともに、α‐リノレン酸が多く含まれている油を意識的に摂る必要があります。

「オメガ6系脂肪酸」の代表は、先ほど、摂りすぎると炎症を起こしやすくしてしまう脂肪酸として紹介した「アラキドン酸」と、「リノール酸」です。リノール酸も必須脂肪酸のひとつなので食事で摂らなければいけませんが、体内で代謝されるとアラキドン酸に変換されます。ですから、オメガ6系脂肪酸は、〝必要だけれど控えたい油〟です。

オメガ6系脂肪酸が多く含まれているのは、ベニバナ油やコーン油、大豆油、ヒマワリ油など。いわゆるサラダ油として使われているものがオメガ6系の油なので、外食や総菜に使われている油のほとんどがオメガ6系のものです。ふだんの食生活のなかで意識しなくても多すぎるほどに摂っているので、こちらは意識的に控える必要があると私は考えます。

「オメガ9系脂肪酸」の代表は、「オレイン酸」です。オリーブオイルや品種改良した一部のベニバナ油、ヒマワリ油などに多く含まれています。ちなみに、オメガ9系脂肪酸は体内でも合成されるので必須脂肪酸には分類されません。そして、多めに摂取したとしても、炎症の起こりやすさには影響を与えません。

脂肪酸の種類

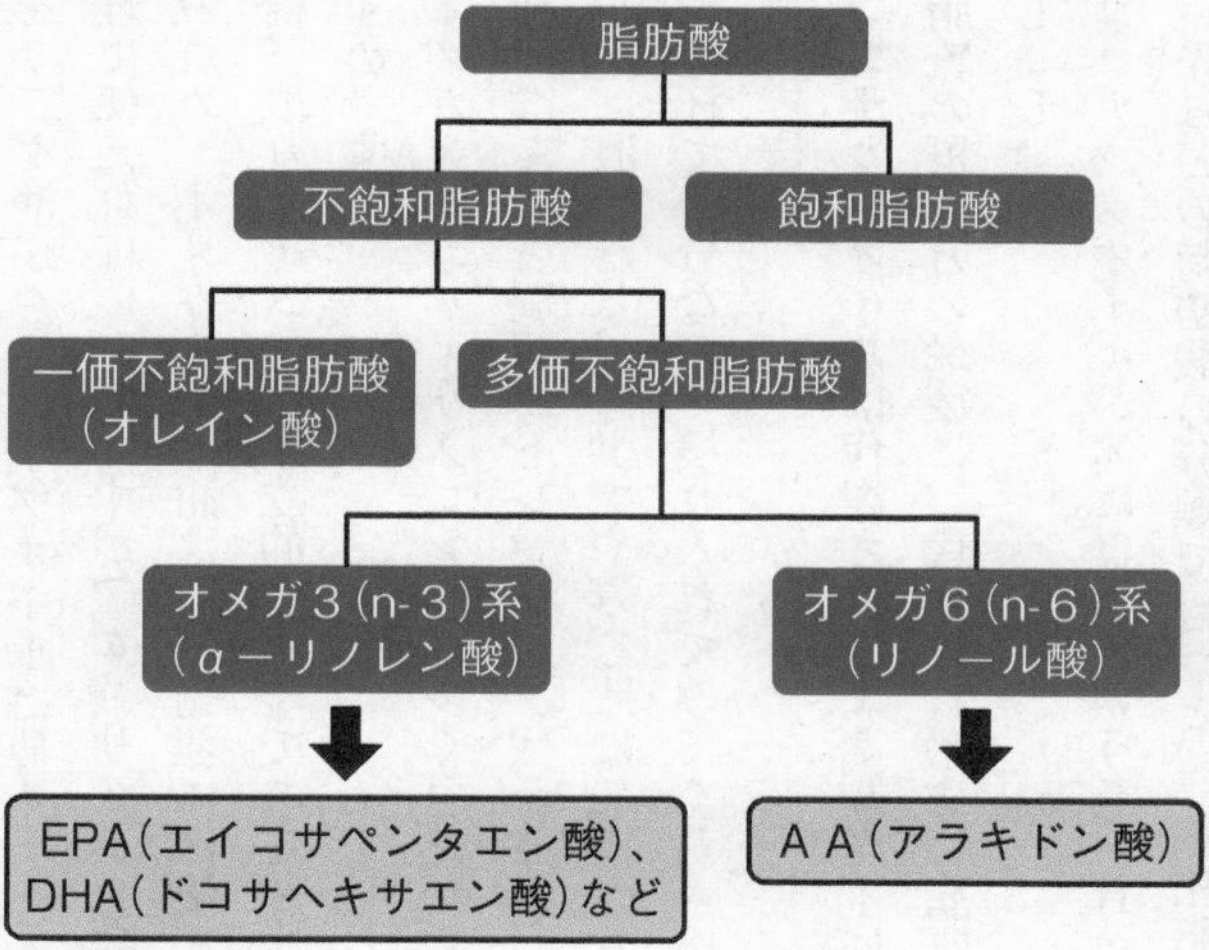

聞きなれない名前がいくつも登場し、少しややこしくなりましたが、体内でEPAやDHAに変わるオメガ3系脂肪酸が積極的に摂りたい油で、アラキドン酸に変わるオメガ6系脂肪酸が控えたい油だ、ということだけ覚えていただければOKです。

こうしたことをふまえて、私がいつもおすすめしているのは、まずは魚を食べる機会を増やすこと。EPA、DHAを摂ろうと思ったら、EPA、DHAそのものが多く含まれている魚を食べることがいちばんなのです。

そして、オメガ6系脂肪酸を減らすために、炒《いた》め物や揚げ物などの料理に使う油をサラダ油からオリーブオイルに替えること。〝摂りたい油〟のオメガ3系の油を加熱調理に使えればいいのですが、α‐リノレン酸は熱に弱く、加熱すると壊れてしまいます。そのため、オメガ3系の油は加熱調理には使えないので、調理用の油としては、細胞膜での椅子取りゲームでは中立的な立場であるオレイン酸が多く含まれるオリーブオイルがおすすめです。

オメガ3系のα‐リノレン酸が多く含まれるアマニ油、エゴマ油などは、塩コショウや、醬油《しょうゆ》、ぽん酢と混ぜてドレッシング代わりにしたり、納豆や冷ややっこにかけたり、ヨーグルトに混ぜたり、スープやみそ汁に加えたりして、魚を食べられない日に、1日小さじ1〜2杯で十分なので摂り入れてみてください。

ココナッツオイルは代謝されてエネルギーになりやすい？

脂質の摂り方の最後に、代謝されやすい脂質として知られているココナッツオイルの話をしましょう。

ココナッツオイルが体に良いという話、耳にしたことはありますか。ココナッツオイルは、先ほどの脂肪酸の分類で言うと、「飽和脂肪酸」に入ります。牛脂や豚脂、バターなどの仲間です。

そう知るとあまり健康に良いイメージが湧かないかもしれませんが、飽和脂肪酸は、さらに炭素の数によって「短鎖脂肪酸」「中鎖脂肪酸」「長鎖脂肪酸」という3つに分類され、ココナッツオイルはこのうちの中鎖脂肪酸を多く含みます。一方、牛脂や豚脂などに多く含まれるのは、長鎖脂肪酸のほうなので、タイプが異なるのです。

中鎖脂肪酸の特徴は、なんといっても代謝が速いこと。長鎖脂肪酸とは代謝経路が異なり、小腸で吸収されるとすぐに肝臓に運ばれて、エネルギー源として活用されます。また、体内でブドウ糖が枯渇しているときには、ブドウ糖に代わって脳のエネルギー源となる「ケトン体」というものに効率よく変換されていきます。そのため、ココナッツオイルは「エネルギーになりやすい」「体脂肪になりにくい」脂肪酸として話題になりました。

ただし、私たちの体にとって第一のエネルギー源は、あくまでもブドウ糖です。体内にブドウ糖があればブドウ糖のほうが優先的に使われるので、ふつうの食事にココナッツオイルをプラスしてもただエネルギーが増えるだけ。余ったエネルギーは、当然、脂肪としてたくわえられます。

以前にあるテレビ番組で、「バターの代わりに、エネルギーになりやすいココナッツオイルをパンに塗って食べましょう」と紹介されているのを見て、愕然《がくぜん》としました。パンという糖質たっぷりのものを一緒に食べれば、エネルギー源として使われるのは糖質（ブドウ糖）のほう。であれば、パンだけ食べたほうが、トータルのエネルギー量が少なくなる分、脂肪にはなりにくいのです。

ココナッツオイルが注目されたのは、「ケトン体を効率よくつくれるから」でした。そして、ケトン体がエネルギー源として使われるのは、体内でブドウ糖が枯渇しているとき、つまりは糖質制限を行っているときです。ごはんも食べて、パンも食べて、甘いケーキも食べて、さらにココナッツオイルを摂っても、ただ太りやすくなるだけではないでしょうか？　つまりダイエットには、むしろ逆効果なのです。

私たちは、「健康にいい」「ダイエットにいい」と聞くと、つい、ふだんの食事に「いい」と言われたものをプラスして食べてしまいがちですが、「なぜいいと言われるのか」を理解しなければ、「パンにココナッツオイル」のように意味のない食べ方をしてしまいます。

代謝を理解して「体内でどう変化し、どう使われるのか」イメージすることができるようになれば、そうした間違った選択はしなくなります。「○○がいい」という話を聞いたときには、まずは代謝をイメージしましょう！

［4］三大栄養素の摂り方③　インスリンを増やさない糖質の摂り方

糖質は、回数か量を減らす

糖質の摂り方についてはこれまでに書いた本でも繰り返し伝えてきたので、ここでは簡単にポイントだけご紹介します。糖質の摂り方で大切なのは、「血糖値を急上昇させないこと」と「余分なインスリンをなるべく出させないこと」です。

血糖値の上がり下がりは血管を傷つけ、血管の老化につながります。また、血糖値が急上昇してインスリンが大量に分泌されると、血液中に余ったブドウ糖が中性脂肪に作り替えられてどんどん脂肪がため込まれていきます。

この流れを止めるには、血糖値を上げる直接の原因である「糖質」の投入を減らすことです。糖質を多く含むのは、ごはん、パン、麺《めん》類などの主食と、いも類、甘みの強い果物やスイーツなどの甘いもの。これらはすべて、食べると、消化酵素によってブドウ糖（正確には単糖類……第5章で説明します）にまで分解され、小腸で吸収されたあと血管内に入って血糖となり、血糖値を上げてインスリンの分泌を増やします。

内臓脂肪の蓄積が気になりはじめた人は、糖質をいつもの半分に減らしましょう。

このとき、毎食の主食を半分にする方法もありますが、毎回、ごはんを半膳にする、パンを半分にするのは意志の強さを必要とするかもしれません。たとえば、友人との外食や接待の席で、自分だけ「ごはんは半分に」とは言いづらいですよね。残すのも気が引けます。

そこでおすすめしているのは、1日のトータルの糖質量を考えて、3食のうち1食だけ主食を抜く方法です。3回の食事のうちどのタイミングでもいいのですが、家で食べることの多い朝食がいちばん習慣にしやすいかもしれません。

私自身も、朝食で「主食抜き」を続けています。

最近の朝食の定番は、数種類の野菜と果物を使った手作りジュースと、蒸し黒豆をトッピングしたヨーグルト、そしてコーヒーです。黒豆とヨーグルトでタンパク質が摂れて、野菜と果物でビタミンやミネラルが摂れるので、手軽に用意できる割に、不足しがちな栄養をカバーできるところが気に入っています。ちなみに、ゴルフなど運動量の多い日にはバナナを1本追加してエネルギー不足にならないようにします。

昼食や夕食でごはんやパンの量を半分にするとき、ただ糖質を減らすだけでは物足りなく感じたり、栄養が足りなくなったりするので、野菜や肉・魚、大豆製品、海藻、きのこなどで〝かさ増し〟をします。こうすれば、栄養バランスもよくなるうえ、満足感も増します。

たとえば、先日、家で焼きそばをつくったときには、１人分の麺で３人分をつくりました。麺を減らした分は多めの野菜と肉で穴埋めをしたので、ボリュームは同じで糖質だけが少ない焼きそばです。そんな風にちょっと工夫をすれば、糖質を減らしつつも、麺類や丼ものといった炭水化物メニューも安心して食べることができます。

食物繊維が糖質の吸収を遅らせてくれる

血糖値を急激に上げないようにするには、「食べる順番」も大事です。

「野菜から食べましょう」と、よく言われますよね。野菜に限らず、食物繊維が豊富なものを先に食べると、あとから食べるごはんやパンなどの糖質の吸収を遅らせてくれるのです。

食物繊維については後ほど改めて説明しますが、体内でほとんど消化・吸収されません。そのため、食物繊維が先に体内に入っていると、あとから入ってきた栄養素にまとわりついたりして、食べ物が胃から小腸へ移動するのを遅らせ、小腸での吸収を緩やかにしてくれるのです。

「食事は野菜から」と知ってはいても、なんとなくの知識では、お腹がすいているとつい主食から食べてしまうかもしれません。でも、「食物繊維が先にお腹に入っていると糖質の吸収を緩やかにしてくれる」ことを知っていれば、食べる順番に気をつけようと思えるのではないでしょうか。

そして、大事なのは食物繊維を先に摂ることなので、野菜でなくてもかまいません。毎回の食事でサラダや野菜スープなどを用意するのは大変ですよね。そこで、私自身は、大豆や納豆、豆乳などを先に摂る「ソイファースト」を提唱しています。大豆も食物繊維が豊富なのです。野菜よりも簡単に用意ができて、タンパク質も摂れる。ぜひ実践してみてください。

[5]「いつ食べるか」で代謝が変わる

「運動後」以外にもタンパク質を摂るべきタイミングがある

ここまで三大栄養素について「何を食べるか」「どのくらい食べるか」を説明してきました。もうひとつ、「いつ食べるか」という視点も欠かせません。というのは、同じものを同じだけ食べても「いつ食べるか」によって代謝の結果が変わるのです。

たとえば、筋肉を増やすには筋肉を使うことと、タンパク質を摂ることが大事ですが、タンパク質を摂るタイミングも重要です。

「筋肉を増やしたいなら筋トレ直後にタンパク質を補給したほうがいい」という話は、耳にしたことがあるかもしれません。その理由はご存知でしょうか。

筋肉をはじめ、体を構成しているタンパク質は「分解」と「合成」を繰り返しています。そして、分解よりも合成が上回ったときに、筋肉は増えます。

運動中はふだんよりも分解が進むので、それを上回る合成をしてもらうには、材料となるタンパク質の補給が欠かせません。だから、筋トレ直後にタンパク質を補給する必要があるのです。

ただ、タンパク質の分解が進んで合成が高まるタイミングで、その材料が体内にあればいいので、じつは筋トレ前にタンパク質を摂ってもかまいません。タンパク質を摂るのは運動の前がいいのか、後がいいのかという議論がありますが、「どちらでもいい」が私の答えです。

運動前後には、プロテインパウダーを活用するのもおすすめです。消化吸収が早く、低脂肪なので、タンパク質のみを素早くとり入れることができます。

さらに、筋トレを行った次の日にもしっかりタンパク質を補給すること。筋トレによってタンパク質の合成が進むのは運動直後がピークですが、その後も、その効果は持続され、筋トレを行って24時間以内は筋肉を合成しやすい状態になっているのです。

せっかく体は筋肉をつくる準備をしているのですから、筋トレを行った翌日も、「体重(kg)×1・6」グラムを目安に、しっかりタンパク質を摂って材料を提供しましょう。

ところで、筋肉の分解が進みやすいタイミングは、運動時以外にもあります。それが、空腹時です。空腹時に分解が進み、食事によって血中のアミノ酸濃度が上がると合成のスピードが上がる。これを繰り返すことで、筋肉は生まれ変わっているのです。

朝食を抜くと、前日の夕食からの空腹の時間が長くなってしまうので、筋肉の分解が進みやすくなってしまいます。

だからこそ、朝食でタンパク質を摂ることが大事なのです。

朝食を、パンだけ、おにぎりだけ、果物だけなどで済ませていませんか。あるいは、「少しでも長く寝たいから」と朝食を抜いてしまっていませんか。

私は、先ほども紹介したように「蒸し黒豆をトッピングしたヨーグルト」で、タンパク質を補給しています。黒豆（黒大豆）もヨーグルトもタンパク質が豊富なので、これだけで、ダブルでタンパク質が摂れるのです。

ほかにも、牛乳やチーズ、納豆、豆乳なども調理もいらずで、手軽に食べられますよね。

忙しい朝も、しっかりタンパク質を摂りましょう。

魚を食べるなら朝がいい

さらに言えば、できれば朝食に魚を食べることが理想です。

魚は良質なタンパク源であるだけではなく、ＥＰＡやＤＨＡといった〝摂りたい油〟も豊富です。ＥＰＡやＤＨＡなどのオメガ3系脂肪酸には、血中の中性脂肪値を下げる効果があることはすでに説明しました。この効果は、夕食で魚を食べるよりも朝食で食べたほうが大きいのです。

産業技術総合研究所などが行った研究で、健康な男女20人（20～60歳）を対象に、魚の油（ＤＨＡ１０１０㎎とＥＰＡ２４０㎎）入りのソーセージを「朝食で摂るグループ」と「夕食で摂るグループ」に分けて、それぞれ８週間続けてもらい、８週間後の血中の中性脂肪値を比較したところ、朝食で摂ったグループでは、中性脂肪値が低下していたそうです。

また、人間ではなくマウスを対象とした研究ですが、ＥＰＡやＤＨＡは朝摂ったほうが血中のＥＰＡ、ＤＨＡ濃度が高まる、つまりは体内への吸収が高まることも報告されています。ちなみに、このマウスの研究でも、朝に摂ったほうが血中の中性脂肪も肝臓内の中性脂肪も減っていました。

なぜ、ＥＰＡやＤＨＡは朝に摂ったほうが、吸収が高まり、脂質の代謝を改善する効果も高まるのか、はっきりとした理由はわかっていません。でも、せっかくなら良い効果が大きいほうがうれしいですよね。

魚肉ソーセージや缶詰（サバ缶、ツナ缶、イワシ缶など）などであれば手軽に食べられるので、朝食にとり入れやすいのではないでしょうか。朝に摂りたいタンパク質もＥＰＡ・ＤＨＡも両方摂れるので、朝食のレパートリーに加えましょう。

「3時のおやつ」がダイエットに役立つ理由

「夕食までにどうしてもお腹が空いて我慢できない」
「このままでは夕食をドカ食いしてしまう危険性が高い！」
と感じたら、やむを得ません。極端な空腹を避けるために、「3時のおやつ」を食べましょう。どうせなら、ぜひ食べたいと思っていたお菓子やフルーツなどを食べてみてください。

ただし、量を決め、多すぎないように注意してください。おやつも、〝腹八分〟が大切です。

じつは私も甘党なので、「糖質は控えめに」とは言いつつも、クッキーやチョコレート、羊羹といった甘いものを食べる日もあります。ただし、食べるのは午後の外来診療がはじまる前の2時半ごろに、ほんの少しつまむ程度です。

チョコレートであれば2かけら程度、クッキーも1、2枚でやめています。

そして、「3時のおやつ」を食べたのであれば、
①夕食の炭水化物（米、麺、パンなど）を食事の最後に回し、
②おやつの分だけ量を減らして食べること
を忘れないでください！

これを怠れば、ダイエットは達成できません。


また、どうしても食べたいお菓子などがある場合、ランチで炭水化物を少し控えることで、「3時のおやつ」の〝糖質枠〟を確保しておく、という考え方もいいでしょう。

いずれにしても、「極端な空腹」は、結果として食べ過ぎにつながる可能性も高く、辛いだけで効率の良いダイエットに役立ちません。

もし「極端な空腹」の状態を無理に続ければ、筋肉量を減らして代謝の悪い身体をつくるリスクすらあるのです。

「3時のおやつ」を上手に活かして、空腹感を満たしながら、ダイエットを成功させましょう！

メニューは「1日」で考えよう

「会食続きで」「送別会が多くて」も、食事がコントロールできない言い訳としてよく聞くフレーズです。たしかに、会食や送別会といった席では、自分でメニューを選べないので、糖質を減らせなかったり、オメガ6系脂肪酸たっぷりの揚げ物が多かったりするでしょう。

でも、会食や送別会があることは大抵事前に決まっていますよね。そうであれば、夜に食事会があるときには朝食・昼食を控えめにしてバランスを取ればいいのです。

私が「野菜ジュースと、蒸し黒豆をトッピングしたヨーグルト」という朝食にしている理由のひとつもそれで、エネルギー量は抑えられて外食では不足しがちなビタミンやミネラルといった栄養素を摂れるので、夕食で多少バランスを欠いても1日のトータルではバランスを取りやすいのです。

ところが、夜に宴会があることを知りつつ、朝もいつもと同じようにパンやごはんを食べて、お昼には牛丼やラーメンといった炭水化物メニューをがっつり食べるなど、わかっていながら食べてしまっている人が多い。それでいて太ったことを宴会のせいにするのです。

1日の摂取エネルギーと消費エネルギーのバランスが崩れると太るのですから、夜にたくさん食べそうな日には、朝・昼で減らせば1日のトータルのエネルギー量はオーバーしません。宴会の日には、朝から宴会がはじまっていると思いましょう。そういう時間の考え方も大切です。

[6] 不要なものを取り除くコツは食物繊維にあった

「食物繊維」とはなに？——私たちの体が消化できないもの

この章のタイトルは「有用なものを取り込み、不要なものを消す」コツです。ここまで「有用なものを取り込む」コツについて主に説明してきました。次に、「不要なものを消す」コツのほうをお伝えしましょう。

ところで、炭水化物は、それ以上分解されない糖類の基本単位である「単糖」が複数結合してできています。さらに、炭水化物は、体内の消化酵素で分解されてエネルギーとして利用される「糖質」と、体内の消化酵素では分解されない「食物繊維」とに分けられるのです。

ちなみに食物繊維は単糖が複雑な形で結合しているために体内の消化酵素では分解されないのですが、私たちの体にとって不要なものを消すために必要不可欠な栄養素なのです。

不要な糖やアブラをからめとってくれる

食物繊維は、分解されないまま腸まで届くと書きましたが、その過程で、過剰な糖や脂質、ナトリウムなどをからめとって体の外に出してくれます。だから、「不要なものを消す」のに役立つのです。

また、食物繊維は「お腹の調子を整えてくれる」とよく言われますよね。それはどういうことかというと、腸内にすむ腸内細菌のうち、体に良い働きをしてくれる「善玉菌」のエサとなって腸内環境を整えてくれるのです。

食物繊維が腸まで届くと、腸内にすむ善玉菌が食物繊維を分解して「短鎖脂肪酸」というものをつくりだします。私たちがもっている消化酵素では食物繊維を消化（分解）することはできませんが、私たちの腸内にすみついている腸内細菌のなかには食物繊維を分解する酵素をもっているものもいるのです。面白いですよね。

食物繊維をもとに善玉菌がつくりだす短鎖脂肪酸は、脂肪酸の一種（ココナッツオイルの中鎖脂肪酸よりも鎖の長さが短いタイプの脂肪酸）で、大腸から吸収されると、腸内で上皮細胞（腸の表面を覆う上皮組織を構成する細胞のこと）のエネルギー源となるほか、交感神経を刺激してエネルギーの消費を増やすとともに、脂肪をたくわえる白色脂肪細胞に働きかけてエネルギーの取り込みを抑制します。そのため、短鎖脂肪酸には脂肪燃焼を促し、脂肪の蓄積を抑える効果があることがわかっています。

もうひとつ、短鎖脂肪酸は、私たちにとってうれしい働きをしてくれます。それは、短鎖脂肪酸が増えると、小腸から「痩《や》せホルモン」との異名をもつ「GLP-1」というホルモンが分泌されるということ。なぜ痩せホルモンと呼ばれるのかというと、GLP-1には、満腹中枢に働きかけて満腹感を生む働きがあり、GLP-1が働くと食欲がおさまるのです。

今、「GLP-1ダイエット」と称して、GLP-1を投与する医師まで登場してしまっていますが、そこまでしなくても、食物繊維を摂れば善玉菌のエサとなり、短鎖脂肪酸は自《おの》ずと増えます。

とくに摂りたいのが、ネバネバ系「食物繊維」

さて、こうした働きをしてくれるのが、食物繊維のなかでも「水溶性食物繊維」と呼ばれるタイプです。

食物繊維には、水に溶ける「水溶性食物繊維」と、水に溶けない「不溶性食物繊維」の

2種類があります。不溶性食物繊維のほうは、胃や腸で水分を吸収して大きく膨らみ、満腹感をもたらしてくれるほか、便のかさを増やして腸管を刺激し、蠕動《ぜんどう》運動を活発にして排便を促してくれます。

一方、水溶性食物繊維は、水に溶けるとゲル状になって胃腸内をゆっくりと移動するので、小腸での栄養素の吸収を遅らせて食後の血糖値の急上昇を防いでくれるほか、余分な糖やあぶら、ナトリウムを吸着して体外に出してくれるのでコレステロール値を下げたり高血圧を防いだりする効果もあります。また、腸内の善玉菌のエサとなりやすいのも水溶性食物繊維のほうです。

食物繊維の1日の摂取量は24グラム以上が理想と言われていますが、じつは、20歳以上の人たちで1日平均15グラムしか摂れていないのが現状です（厚生労働省「平成30年国民健康・栄養調査結果」より）。なおかつ、とくに不足しがちなのが水溶性食物繊維のほうなのです。

食物繊維が豊富なのは、野菜や海藻、きのこ類など。

なかでも水溶性食物繊維が豊富なのは、オクラやアボカド、モロヘイヤ、山芋などのネ

水溶性食物繊維と不溶性食物繊維

	水溶性食物繊維	不溶性食物繊維	食品の目安量
オクラ	1.4 g	3.6 g	10本(100 g)
アボカド	1.7 g	3.6 g	1個(100 g)
モロヘイヤ	1.3 g	4.6 g	1束(100 g)
ゴボウ	2.3 g	3.4 g	2分の1本(100 g)
なめこ	1.0 g	2.4 g	1パック(100 g)
山芋	0.7 g	1.8 g	100 g
納豆	1.2 g	2.2 g	1パック(50 g)
木綿・絹ごし豆腐	0.7 g	0.3 g	3分の1丁(100 g)
蒸し大豆	2.3 g	6.5 g	1パック(100 g)
キウイ	0.7 g	1.8 g	1個(100 g)
モモ	0.6 g	0.7 g	半分(100 g)

バネバしたものや、コンブやワカメといった海藻類など。果物では、低糖質なキウイがおすすめです。イチジクやマンゴーなども水溶性食物繊維は豊富なのですが、糖質の多さが気になります。

そのほか、ゴボウや大豆、大豆製品もじつは水溶性食物繊維が豊富な食べ物です。血糖値を上げない食べ方として「ソイファースト」を紹介しましたが、「ソイ＝大豆」は水溶性食物繊維が多いので、食事の最初に食べると血糖値の急上昇を抑えてくれるのです。

また、主食では、精製された白米よりも玄米やもち麦(粘りが強いもち性の大麦)、精製された小麦粉よりも全粒粉やライ麦粉のほうが、水溶性食物繊維も、食物繊維全体も多いので、主食を選ぶときには白いもの（白米、白パン、うどん）よりも、茶色っぽい主食のほうが血糖値は上げにくくなります。

前ページの表を見ていただくと、水溶性食物繊維の多い食べ物には不溶性食物繊維も多く含まれていることがわかると思います。ですから、水溶性食物繊維を意識的に摂れば、自《おの》ずと不溶性食物繊維もバランスよく摂ることができます。

逆に、不溶性食物繊維が豊富な食べ物が、水溶性食物繊維も豊富とは限りません。むしろ、食物繊維は豊富でも不溶性のほうだけが多くて、水溶性のほうはあまり含まれていないものが多いのです。

たとえば、キャベツやセロリはいかにも繊維質が豊富に見えますよね。たしかにキャベツ100グラム（キャベツの葉2枚程度）、セロリ100グラム（1本程度）に、不溶性食物繊維はそれぞれ1・4グラム、1・2グラム含まれていますが、水溶性食物繊維はそれぞれ0・4グラムと0・3グラムだけ。それでは、糖やあぶらの吸収を抑えるにはいまひとつ役に立ちません。

さらに、こんにゃくも食物繊維が豊富な食べ物としてよく紹介されます。ただ、こんにやくの原料は水溶性食物繊維が豊富なのですが、固めると、水溶性食物繊維ではなく不溶性食物繊維になってしまうのです。つまり、市販されているこんにゃくを食べても、水溶性食物繊維がもつ働きはほとんど期待できません。

腸内で余分な糖やあぶらを取り除いてくれるのは水溶性食物繊維のほうなので、ネバネバ系食品（オクラや山芋など）やヌルヌル系食品（海藻、なめこなど）、大豆などを積極的にとり入れましょう。

ごはんは冷えると食物繊維のフリをする

主食の食べ方でもうひとつ、面白い裏技があります。

ごはんやパン、いもなどに含まれる主な糖質である「デンプン」は、通常、消化されて体内に吸収されると、血糖となって血糖値を上げる働きをします。ところが、デンプンは、一度熱を加えてから冷ますと、一部が消化されにくいデンプンである「レジスタントスターチ」というものに変わるのです。

つまり、食物繊維と同じような働きをするようになります。

なぜ、デンプンを「加熱したあと冷やす」だけで、一部が消化されにくいレジスタントスターチに変わるのでしょうか。

デンプンは、たくさんのブドウ糖（グルコース）が数珠《じゅず》つなぎにつながったひものような形をしています。熱を加えられると、そのひもがほどけ、さらに体内の消化酵素に働きかけられると、数珠（ブドウ糖）と数珠（ブドウ糖）がつながっている部分が切られてバラバラに分解されることで、消化・吸収されます。

ところが、熱を加えたデンプンを冷ますと、ほどけたデンプンのひもが絡まり合います。そうすると、消化酵素が働きかけてもほどけにくく、消化されにくい状態になるのです。

レジスタントスターチは、食物繊維と同じように分解されずに大腸まで届きます。しかも、水溶性食物繊維と不溶性食物繊維の両方の働きをしてくれます。

炊き立てのごはん、焼き立てのパンが好きな人には残念なお知らせですが、温かいごはん、パンよりも冷ましたごはん、パン、温かいお茶漬けよりも冷や汁、温かいパスタよりも冷製パスタ、温かいうどんよりも冷たいうどんのほうが、レジスタントスターチがつくられ、食物繊維を一緒に摂っているのと同じような効果を得られるのです。

ごはんを冷たいまま食べると、体内に吸収されるエネルギー量が1～2割減るという報告もあります。

ごはんをよそうときには、深さのあるごはん茶碗よりも、洋食屋のように平たいお皿に薄く広げて盛るほうが自然と冷めます。また、むちむちした日本米よりもタイ米のようなパサパサしたお米のほうが、レジスタントスターチが多いこともわかっています。

コンビニのおにぎりも意外とおすすめです。適度に冷えた状態で売られていますよね。とくに鮭のおにぎりには、レジスタントスターチ効果だけではなく、「炎症をおさえる」「中性脂肪値を下げる」といった働きのあるEPA、DHAも一緒に摂れるという良さもあります。

腸内環境が良くなると、胆汁酸が入れ替わり、脂肪が燃える

食物繊維を摂って腸内環境が良くなると、別のいいことにもつながります。

腸内環境が良くなって便通が良くなると、便と一緒に「胆汁酸」というものも排出されます。この胆汁酸が、体内のエネルギー消費を増やしたり、脂質代謝を改善させたりすることがわかってきたのです。

胆汁酸は、コレステロールを材料に肝臓でつくられるもので、ふだんは「胆汁」として胆のうにためられています（胆汁の主成分が胆汁酸です）。

食事をとって食べたものが十二指腸に流れ込むと、それがきっかけとなって胆のうから十二指腸へ胆汁が送り出されます。そして胆汁酸は、水に溶けない脂肪酸やコレステロールなどを包み込んで、脂質が体内へ吸収されるよう、サポートするのです（詳しくは第5章を）。そうやって、脂質が腸の壁にくっつくのを防いでいるので、胆汁酸は「腸管の石鹸《せっけん》」とも呼ばれています。

このように脂質の消化・吸収にかかわることが胆汁酸の主な仕事ですが、それ以外にも、体内のさまざまな組織・細胞に働きかけることで、いくつかのアプローチで脂質代謝やエネルギー代謝にかかわり、抗肥満、抗メタボ作用をもつのではないか、と最近注目されています。

そのひとつが、甲状腺《こうじょうせん》ホルモンを活性化して、エネルギー消費を増やし、脂肪を燃やす方向に働くということ。ちなみに、甲状腺が過剰に働いてしまう「甲状腺機能亢進症《こうしんしょう》」という病気では、甲状腺ホルモンの値が高くなって、全身の代謝が高まり、食べても太らない、痩せてしまう体質になります。そこまでではありませんが、胆汁酸が働くと、甲状腺ホルモンを刺激し、適度に代謝を上げてくれるのです。

そのほか、胆汁酸が肝臓などにある受容体と結合することで、中性脂肪の合成が抑制され、血中の超悪玉コレステロールの量が低下し、脂質代謝が改善することなどもわかってきました。

しかも、こうした胆汁酸の働きは新しいものほど良い、と言われています。では、新しい胆汁酸を出すにはどうしたらいいのかと言うと、そのひとつが、腸内環境を良くして排便を促すことなのです。

胆汁酸は、胆のうから腸に送り込まれて脂質の消化・吸収にかかわったあと、一部は便に混ざって捨てられていきます。ただし、捨てられるのは5％程度で、残りの95％は、再び腸から吸収されて肝臓に戻っていく。そして、また胆のうで待機して食後に腸に送り込まれるということを毎日何度も繰り返しています。つまり、私たちは使い古した胆汁酸を何度もリサイクルして使っているのです。

ただ、便と一緒に捨てられた分は、まったく同じ量が、コレステロールを材料に肝臓でつくられます。そうやって、体内の胆汁酸はいつも一定量に保たれているので、新しい胆汁酸をつくってもらうには、古い胆汁酸を便とともに出す必要があるということです。

そういう意味で、排便を促すことは新しい胆汁酸をつくりだすことにつながり、ひいては「風が吹けば桶屋《おけや》が儲《もう》かる」のように、巡り巡って脂質代謝の改善や肥満予防につながっていきます。

野菜の効果的な食べ方

ここまで説明してきたように、食物繊維（とくに水溶性食物繊維）の多い食事は、消化されずに大腸まで届くことで糖や脂質の吸収を抑え、直接的に糖や脂質の代謝を良くするだけではなく、間接的にも、腸内細菌が短鎖脂肪酸をつくりだすことでエネルギー消費を増やして脂肪の蓄積をおさえる、胆汁酸の働きが良くなることで脂肪燃焼に働く――と、いいこと尽くしです。

「野菜を食べたほうがいい」「食物繊維が体にいい」といったことは、誰もが知っていると思います。でも、ここまで代謝の味方になってくれるとは知らなかったのではないでしょうか。

食物繊維が豊富な食べ物の筆頭が、野菜や海藻です。野菜や海藻を食べないことは、こうしたさまざまなメリットを自ら手放しているということ。大損なのです。

ところで、野菜から食物繊維を摂るときに、なんとなく「熱を加えた温野菜よりも、生の野菜のほうがいいのではないか」と思っている人もいるかもしれません。でも、食物繊維は、熱に強いので、生で食べても熱を加えて食べてもどちらでもかまいません。

むしろ、熱を加えたほうが、かさが減って、一度にたくさんの量を食べられるという良さがあります。ただ、水溶性食物繊維は水に溶けるので、茹《ゆ》でたり煮たりすると、一部が茹で汁や煮汁に流れ出てしまいます。大事な食物繊維を余さずいただくには、茹でるよりも蒸す、あるいはスープや煮物などにして汁ごといただきましょう。

[7] お酒とのつきあいは、代謝を考えて

「運動後のビール」は、筋肉合成の邪魔をする

代謝といえば、アルコールの代謝について関心のある人も多いのではないでしょうか。お酒と代謝にまつわる話で、まず、残念な真実をお伝えしましょう。

筋トレなどの運動を行ったあと、がんばった自分へのご褒美にお酒を飲む人は多いのではないでしょうか。汗を流したあとの一杯は、格別に美味しいですよね。運動とビールがセットになっている人も少なくないと思います。

でも、筋トレ後にアルコールを摂取すると、筋トレによって促進されるタンパク質の合成が邪魔されてしまうことがわかっているのです。

筋トレ後のアルコール摂取の影響を調べたある研究では、筋トレ後にプロテイン（タンパク質）のみを摂取する場合と、プロテインとアルコールを一緒に摂る場合で、タンパク質の合成率がどう変わるのかを調べました。このときのアルコール量は「体重1キログラムあたり1・5グラム」だったので少し多いのですが（体重60キログラムの人で、ビールを

中瓶4本半ほど）、結果はと言うと、プロテインのみを摂ったときに比べて、アルコールも一緒に摂った場合には、タンパク質の合成率が約2割強下がっていたのです。

筋トレを行ったあとにタンパク質を摂れば、相乗効果でタンパク質の合成が高まります。ところが、トレーニング後の一杯は、そのせっかくの効果を邪魔してしまうのです。効率よく筋肉をつけるには、筋トレ後のご褒美はビール（お酒）ではなく、タンパク質多めの食事にすべきということですね。

飲酒後に体内で起こること

さて、お酒を飲むと、体内に入ったアルコール（エチルアルコール）はどのように代謝されるのでしょうか。

アルコールは、胃で約20％が、小腸で80％ほどが吸収されます。よく「空腹の状態で飲むとよくない」と言われますよね。それは、胃が空っぽの状態では、アルコールが胃を素通りしてすぐに小腸に届いてしまうからです。ほとんどのアルコールが小腸で吸収されるうえ、小腸での吸収は速いので、アルコールがすぐに小腸まで届くと、アルコールの吸収が速くなり、酔いやすくなります。

だから、やっぱり空《す》きっ腹での飲酒はよくありません。私は、お酒を飲む際には必ず油を使った料理を食べるようにしています。油は、胃の運動を抑制して胃に長く留《とど》まりやすいうえ、消化管ホルモンを介して胃の出口（幽門）を閉める働きがあるので、先に油を入れておくと、アルコールが胃に留まる時間が長くなり、小腸での吸収を遅らせることができるのです。

ちなみに、お酒を飲む前に牛乳を飲むと胃に膜ができてアルコールの吸収を抑えてくれるという話、昔からなぜか聞きますよね。実際に飲酒前には牛乳を飲むようにしている人もいるそうです。たしかに空腹でアルコールを飲むよりは、その吸収を抑えてくれますが、胃の粘膜に膜ができるというわけではありません。

少し横道にそれてしまいましたが、胃や小腸から体内に吸収されたアルコールは、門脈を通って肝臓に送られます。そして、ほとんどが肝臓で処理されます。ただし、肝臓で分解できるアルコール量には限りがあるので、対応できなかった分は、一旦《いったん》、血液の流れに乗って全身に運ばれ、また肝臓に戻ってきて、分解されるのを待ちます。

また、一部（2～10％と言われています）のアルコールは、肝臓では処理されないまま、呼気や汗、尿として体外に排出されます。呼気に出るアルコール量は、血中アルコール濃度と相関関係にあるので、呼気検査を行えば「どのくらいのアルコールを飲んだのか」がおおよそわかるのです。

肝臓でのアルコールの処理は、2段階に分かれています。アルコールを「アルコール脱水素酵素」などによって「アセトアルデヒド」に分解するのが、第一段階。このアセトアルデヒドは、私たちの体にとって有毒で、顔が赤くなったり、動悸《どうき》や吐き気がしたり、頭が痛くなったりといった悪酔いを引き起こす原因です。

ちなみに、お酒を飲むとなぜ「酔う」のかと言うと、アルコールそのものが脳に達し、脳内の神経細胞も影響を受けて情報伝達が複雑になるからです。だから、千鳥足になったり、呂律《ろれつ》が回らなくなったり、眠くなったりするのです。

さて、アルコールを分解してできたアセトアルデヒドは、「アルデヒド脱水素酵素」によって酢酸に分解されます。ここまでが肝臓の役割です。

酢酸は、肝臓を出て血液の流れに乗って全身をめぐり、筋肉や心臓、脂肪組織などで「TCA回路」と呼ばれるエネルギーを生み出す回路に入ってエネルギー源として使われ、最終的には二酸化炭素と水に分解されます。

アルコールの分解にかかる時間は

お酒を飲んで酔いを感じるまでには少しタイムラグがありますよね。お酒を飲んでから、アルコールが胃や小腸から吸収されて、肝臓を経て全身にまわり、脳に到達するまでにはちょっと時間がかかるからです。

さらに、アルコールを完全に分解するのにはもっと時間を要します。個々の体質にもよりますが、1時間に分解できるアルコールの量の目安は、「体重1キログラムあたり0・1グラム」と言われています。

つまり、

1時間に分解できるアルコール量（g）＝体重（kg）×0・1

です。

アルコールの代謝のほとんどを担っているのが肝臓ですが、肝臓の大きさは、体格（脂肪を除いた体重）にほぼ比例していると言われるため、体重が大きい人ほど、アルコールの分解速度が速い傾向があるのです。

たとえば、体重70キログラムの男性が1時間に分解できるアルコール量は、先ほどの計算でおよそ7グラムになります。そして、ビール中瓶1本、日本酒1合のアルコール量は、それぞれ20グラムです。ということは、ビール中瓶1本、または日本酒1合のお酒が抜けるまでには体重70キログラムの人で3時間ほどかかるということ。当然、お酒の量が倍になれば、その倍ほどの時間がかかります。

アルコールの分解を助けるものは

アルコールの代謝にはそれなりに時間がかかることを考えると、お酒はやっぱり「ほどほど」が大事です。その「ほどほど」とはどのくらいかと言うと、純アルコール量で1日20グラム程度まで、と言われています。

お酒の種類別で見ると、次のような量が目安になります。

・日本酒　1合（180㎖）
・ビール　中瓶1本程度（500㎖）

・ワイン　2杯弱（200㎖）
・焼酎《しょうちゅう》（25度）グラス1／2杯（100㎖）
・ウイスキー・ブランデー　ダブル1杯（60㎖）
・缶チューハイ（7％）缶1本（350㎖）

これは男性の場合の適量なので、女性の場合はこの1／2～2／3を目安にしてください。

この量、お酒が好きな人にとってはちょっと物足りないくらいでしょうか。飲みはじめる前には「ほどほどに」と思っていても、つい飲み過ぎてしまうこともあるかもしれません。私自身もお酒も好きなので、正直なところ、適量を超えて飲んでしまうこともあります。

つい飲み過ぎたな、というときにおすすめなのが、トマトジュースです。

二日酔い予防と言えば、ウコンに含まれる「クルクミン」という成分やシジミに含まれる「オルニチン」が有名ですが、残念ながらどちらも医学的根拠は不十分です。たしかにウコン飲料を飲むことでアルコール摂取後の体調への好影響を示すデータはありますが、微々たる変化なので、二日酔いを予防できるほどの効果は期待できません。シジミのほうも同様なのです。

一方、トマトジュースについては、少人数の研究ですが、人を対象にした研究で効果が証明されています。

トマトジュース缶（160㎖）3本と焼酎（ストレート100㎖）を同時に飲む場合と、水と焼酎を飲む場合で、血中のアルコール濃度がどう変わるかを比較したところ、30分後、1時間後、2時間後、3時間後のいずれも、トマトジュースを一緒に飲んだほうが有意に低くなっていました。最高血中濃度で、約3割も低かったのです。

また、体内に留まるアルコール量も約3割少なくなると推計されたほか、体内からアルコールが消失するまでにかかる時間も、トマトジュースを飲まなかったときには平均5時間かかったのに対し、トマトジュースを一緒に飲んだときには平均4・2時間と、50分ほど早くなりました。

別の研究では、同じアルコール濃度のトマト酒と焼酎を飲んだ場合で、血中のアルコール濃度や体内からアルコールが消失するのにかかる時間を比べたものもあります。この研究でも、トマト酒を飲んだ場合のほうが、血中のアルコール濃度が3割ほど低くなり、体内からアルコールが消えるのにかかる時間も短くなりました。

お酒と一緒にトマトをとることで、血中のアルコール濃度が急激に上がるのをおさえることができ、酔いのまわりがゆるやかになり、酔い覚めも早くなるということです。

そうわかったら、次に気になるのは、「なぜ、トマトが効くのか」ですよね。最初に紹介したほうの研究では、その理由についても調べています。

実験動物（ラット）に、トマトの水溶性成分を摂取させたあとにアルコールを投与して、肝臓内のアルコール代謝にかかわる酵素の活性を調べたところ、アルコールの分解にかかわる酵素（アルコール脱水素酵素）、アセトアルデヒドの分解にかかわる酵素（アルデヒド脱水素酵素）と、これら2つの酵素の働きにかかわる酵素が活性化していることがわかりました。

トマトジュースは、どうやらアルコールの代謝にかかわる重要な酵素の働きを高めることで、アルコールのスムースな分解を助けてくれるようなのです。

ところで、お酒に強い体質の人と、弱い、もしくはほとんど飲めない人がいますよね。その違いは、まさにアルコールの代謝にかかわる酵素の働きの違いにあります。とくに重

アルコールとトマトジュース

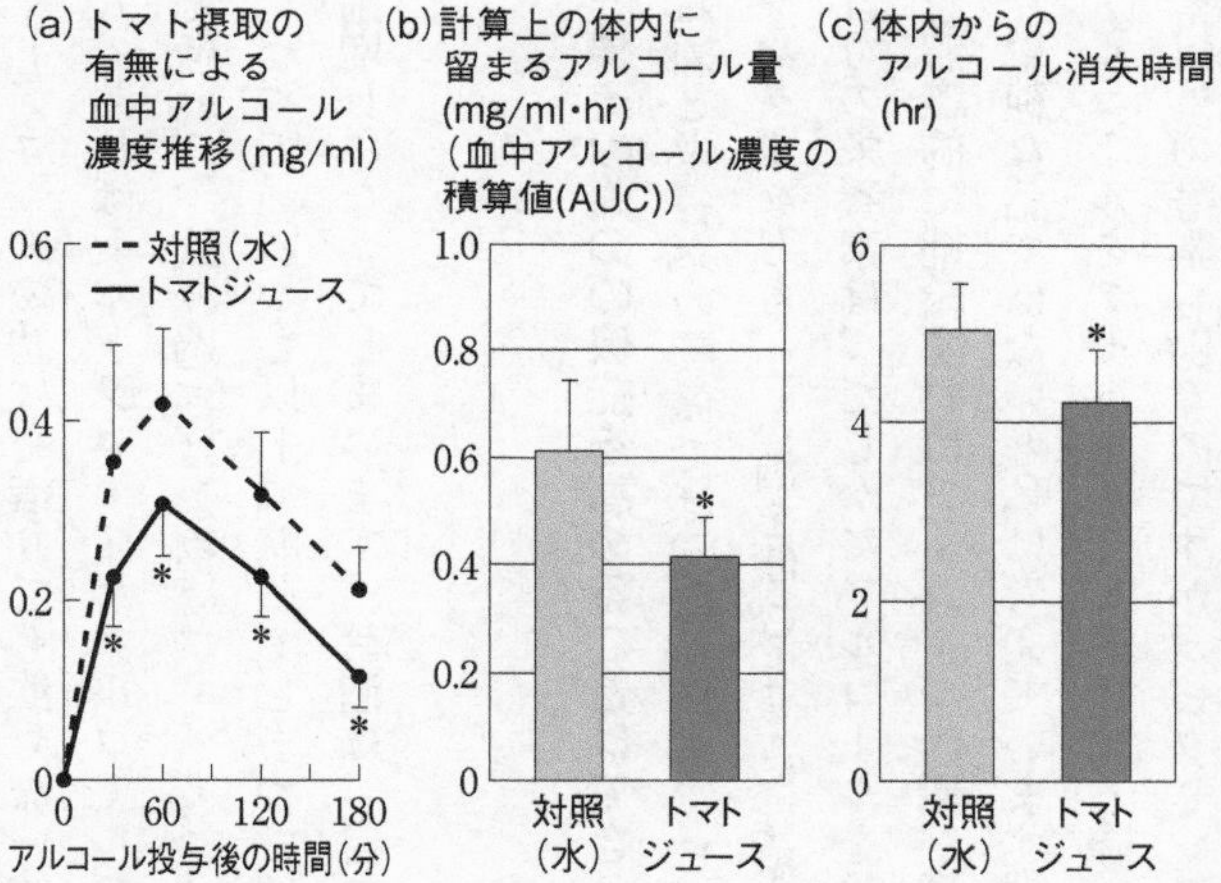

値は平均±標準偏差、n＝12　＊対照と比べて有意に低下（p<0.05）

カゴメ株式会社HPより　https://www.kagome.co.jp/company/news/2012/001371.html

要なのが、有害なアセトアルデヒドの分解を進めるアルデヒド脱水素酵素です。

この酵素には、アセトアルデヒドの血中濃度が高くなってからゆっくりと働く「1型」と、血中濃度が低いときから働く「2型」の2種類があります。悪酔いの原因となるアセトアルデヒドをスムースに分解するためにより大事なのが2型のほうなのですが、日本人は、この2型の活性が弱い人が4割ほどいて、さらに2型がほとんど働かない人も数%いると言われています。だから、日本人はお酒に弱い人が多いのです。

こうした体質的にお酒を飲めない（アルデヒド脱水酵素2型が働かない）人は、

トマトジュースの助けを借りても飲めない体質は変わりませんが、もともとある程度飲める人であればトマトジュースがアルコールの分解を助けてくれます。

とはいえ、飲み過ぎは禁物。「トマトジュースを飲んでいるから大丈夫」と気持ちが大きくなって、いつも以上に飲んでしまっては、血中のアルコール濃度は3割減どころか、3割増しになってしまいます。お酒は「自分に合った量をほどほどに」がやっぱり肝心です。

肝臓そのものの機能を高めることはできるのか？

お酒と栄養素の関係では、ほかにも、ビタミンB_1やナイアシン（ビタミンのひとつ）、タンパク質なども、「お酒を飲むときには摂ったほうがいい」と言われることがあります。

これらの栄養素は、たしかにアルコールを代謝する過程にかかわりが深いのですが、これらを意識的に補給すればアルコール代謝が高まるのか、肝臓の働きが高まるのかと言うと、そう単純な話ではないと私は考えています。

アルコールをアセトアルデヒドにする際、アルコールの量が多いと、アルデヒド脱水素酵素以外の酵素も働くのですが、ビタミンB_1は、その補酵素（酵素を助けるもの）として使われます。

ナイアシンは、アルコールをアセトアルデヒドに分解するアルコール脱水素酵素、アセトアルデヒドを酢酸に分解するアルデヒド脱水素酵素の補酵素として働きます。

タンパク質は、そもそも肝臓の材料となるものであり、また、アルコールの分解にかかわる酵素もタンパク質でできています。

それぞれたしかに、アルコールの代謝には必要不可欠な栄養素です。ただ、お酒を飲む前後で補給すれば、その分、働きが良くなるのかというと、そういうわけではないでしょう。そもそも私たちの体には、ちゃんとストックがあるはずなのです。

たとえるならば、「トイレに入るときにトイレットペーパーをもって入ったほうがいいよ」と言っているのと同じようなものです。たしかにトイレでトイレットペーパーは必要だけれど、基本的にトイレには十分に備わっていますよね。持参して入ったところで、トイレットペーパーを2倍使えばトイレが2倍に速くなるわけでもありません（笑）。

同じように栄養素も、何かの代謝に必要だからといって、必ずしも一緒に摂ったほうがいいとは限りません。また、一緒に摂ったからといって、その代謝が高まるかというと、話は別なのです。

一方で、ビタミンB_1は玉ねぎやニンニク、ニラなどと一緒に食べると吸収が良くなると言われます。これは、玉ねぎ、ニンニク、ニラに共通して含まれるアリシンという成分とビタミンB_1が結合すると体内への吸収率が高くなるからです。この場合は、吸収の現場で必要なので、一緒に摂ると有効です。

何かの吸収に有用だから一緒に摂るという話と、体内での代謝に必要だから一緒に摂るという話は別です。それを混同して、医学的なエビデンスはないものまで、「○○には△△という栄養素が使われるので、一緒に摂ったほうがいい」と言われていることが多いように感じます。

そもそも、アルコールを解毒する肝臓の代謝はコントロールできるものでもないように感じます。必要なときに必要な分だけ働く臓器なので、「これを食べれば肝臓の代謝が高まる」というものはないでしょう。肝臓の専門家のなかには、「肝機能を高めるにはタンパク質がいい」とおっしゃる方もいますが、飲酒前後でタンパク質を摂ることでアルコールの分解が早くなったという有力なデータは、今のところ見当たりません。

もうひとつ付け加えるなら、アルコールの代謝は起きているほうが高まります。睡眠中は、アルコールの分解能力が下がるのです。

早く酔いを醒《さ》ましたいと思ったら、眠らずに、起きているほうが賢明です。あるいは、起きていられないほど深酒をしてはいけない、とも言えますね。

寝る前の１杯もおすすめできません。これには別の理由があり、アルコールは睡眠の質を悪くするからです。アルコールが分解されてアセトアルデヒドができると、交感神経が緊張し、目が覚めやすくなります。お酒を飲んでそのまま寝たら、深夜に何度も目が覚めたという経験、ありませんか。

「眠れないから」といってお酒の力を借りて眠りに就こうとする人もいますが、アルコールによってもたらされる睡眠は、生理的な眠りとは異なるものであると言われています。

寝酒は薬にはなりません。

お酒は結局太るのか、太らないのか

ところで、「アルコールはエンプティカロリーだ」と言われること、知っていますか。

エンプティカロリー（空っぽのカロリー）と言われる理由は、アルコールには体に役立つような栄養素がほとんど含まれておらず、体にたくわえられないからです。

では、「アルコールはエンプティカロリーだから太らないのか？」「お酒を飲んでも太らないのか？」と聞かれれば、前者の答えは「太らない」ですが、後者の答えは「太らないとは言えない」と、分かれます。

アルコールは1グラムあたり7キロカロリーのエネルギーを生みます。糖質とタンパク質は1グラムあたり4キロカロリー、脂質は1グラムあたり9キロカロリーなので、糖質やタンパク質よりは多く脂質よりは少ない量のエネルギー量をもっているということです。

ただ、アルコールを分解してできるアセトアルデヒドは有害なので、肝臓はアルコールの代謝を優先的に行い、アルコールで摂った分のエネルギーは速やかに使われます。だから、体にたくわえられないエンプティカロリーとされているのです。

そのため、アルコールだけであれば太ることはありません。アルコール中毒に陥っている人というのは、がりがりに痩せているイメージがありませんか。そのことからもわかるように、アルコール自体のエネルギーはほとんどがすぐに使われるので、中性脂肪として蓄積されにくいのです。

ただ、お酒を飲んでも「太らないとは言えない」のは、まず、お酒の種類によっては、糖質が含まれているからです。糖質が含まれているお酒を飲めば、当然、血糖値が上がり〝肥満ホルモン〟のインスリンが分泌されます。

糖質が含まれているのはワイン、ビール、日本酒などの醸造酒です。

焼酎、ウイスキー、ウォッカ、ジンといった蒸留酒には糖質は含まれていないので、飲んでも血糖値は上がりません。もちろん、甘いジュースなどで割れば血糖値は上がりますが。

醸造酒に含まれている糖質量は、次のとおりです。

・ビール　中ジョッキ1杯（400㎖）で12gほど
・白ワイン　グラス1杯（125㎖）で2・5gほど
・日本酒　1合（180㎖）で6・5gほど（純米酒、吟醸酒の場合）

ごはん1杯（150グラム）分の糖質量は約55グラム、食パン1枚（6枚切り・60グラム）では約27グラムですから、こうした主食に比べると、「ビール腹」なんて言われて太りやすいイメージのあるビールでさえも、よっぽどの量を飲まない限り、糖質量はそこまで多くはありません。

飲酒習慣がある人が太りやすいのは、お酒そのものよりも、むしろ一緒にとる食事のほうに原因があります。

お酒を飲むと、アルコールを分解してできたエネルギーを優先的に使いやすいということは、その分、体内に蓄積されている脂肪や食事で摂った糖質がエネルギー源として使われるのが後回しになるということです。それなのにフライドポテトやポテトサラダ、練り物、ピザ、ごはんもの、焼きそば、ラーメンといった糖質の多いメニューを食べれば、そのまま たくわえてしまいやすい。つまり、「ビール腹」というよりも、正体は「ポテト腹」や「〆《しめ》のラーメン腹」なのです。

なおかつ、アルコールは肝臓での中性脂肪の合成を促進するという報告もあります。肝臓でアルコールの分解が進むと、それに伴い、中性脂肪の合成が必要以上に高まってしまうのです。

しかも、アルコールは食欲を高める効果もあります。飲んでいると、つい、つまみをどんどん頼みたくなってしまいませんか。

お酒を飲むときには、「脂肪としてたくわえられやすい」ことを心して、糖質の少ないメニューを選びましょう。

そして、こういうときこそ、タンパク質である肉・魚、そして豆とともに、糖の吸収を抑える働きをする水溶性食物繊維が味方になります。水溶性食物繊維が豊富なのは、ネバネバ系の野菜や海藻、大豆、ゴボウなどでしたよね。

ビールのお供によく食べる枝豆も、もともと大豆を未成熟な状態で収穫したものなので、大豆ほどではないとはいえ、タンパク質とともに水溶性食物繊維も含まれています。そういう意味でも、枝豆はビールのよき相棒なのです。

［8］コンビニでも買える、代謝アップ飯《メシ》

代謝に良い食事はコンビニでも揃う

ここまで、体にとって有用なものをつくり、不要なものを取り除くための食べ方のコツについて伝えてきました。食物繊維を摂らなければいけない、タンパク質も摂らなければいけない、体にいいあぶらも摂らなければいけない……となると、なんだか面倒くさそう、と思うかもしれません。

でも、安心してください。たとえ自炊をする暇がなくても、コンビニで揃うものを組み合わせるだけでも、代謝に良い食事はできます。実際、私自身も、平日のランチは近所のコンビニを活用することが多いのです。

ポイントは、糖質を減らして、その代わりにタンパク質と食物繊維でかさましをすることです。

さらに「体に良い油＝オメガ3系脂肪酸」もプラスできればより良いのですが、糖質の代わりにタンパク質と食物繊維を摂ることを意識するだけでも、かなり代謝に良い食事に

なります。

具体的なメニューをいくつか紹介しましょう。

●冷凍生姜焼きとマカロニサラダのキャベツ丼

これは、ちょうど今日のランチに食べたメニューです。

コンビニで買ったコールスロー用の千切りキャベツ（ニンジン、コーン入り）を皿に盛り、その上に、これもまたコンビニで買った冷凍の生姜《しょうが》焼きを電子レンジで温めて載せます。そして、またもやコンビニで買ったマカロニサラダを載せて出来上がりです。

すべてコンビニで手に入るものばかりで、買ってきたものをパパッと皿に載せて組み合わせるだけなので、仕事の間にとるランチにもおすすめです。

このメニューのポイントは、ごはんの代わりに千切りキャベツを使ってボリュームを出しているところ。糖質を減らして、食物繊維を増やしているわけです。

最近では、コンビニにそのまま食べられるカット野菜がいろいろ売られていますよね。千切りされたキャベツのみならず、レタスやニンジン、ダイコンなどがミックスされているものまで、バリエーションが豊かなので飽きません。そして、何と言っても洗わずにそのまま使えるところが、手軽でうれしいですよね。

ちなみに、生姜焼きの部分は、タンパク質を摂れるおかずであれば、何でもかまいません。私は、豚肉の生姜焼き以外にも冷凍のプルコギをレンジでチンしてよく食べています。マカロニサラダの部分も、タマゴやアボカドのサラダ、あるいはエビとブロッコリーのサラダなどを組み合わせても美味しいと思います。

●レンジで簡単、豆のトマトスープ

市販のトマトソースを少し水で薄めて、蒸し大豆とピザ用チーズをトッピングして、電子レンジで1、2分温めるだけ。まさに3分クッキングですが、市販のトマトソースはしっかり味がついているので、これだけでかなり美味しいスープが出来上がります。酸味とコクをもう少し出したいと思ったら、ヨーグルトを足しても美味しいです。

これもお昼によく食べるメニューで、糖質がほとんど含まれていません。

スープなので物足りないのでは、と思うかもしれませんが、蒸し大豆を混ぜているので、噛《か》み応《ごた》えがあって意外と腹持ちはいいのです。

蒸し大豆は、大豆を蒸したもの。乾燥大豆から自分でつくることもできますが、最近では、パックに入った蒸し大豆がスーパーやコンビニで売られています。１００グラムで１００～２００円程度なので、値段もお手頃ですよね。

良質なタンパク源として、水溶性食物繊維を摂れる食品として、大豆がおすすめということはすでに説明しました。そのなかで蒸し大豆は、水煮などとは違って、蒸すことで大豆が持っている栄養素を逃がさず、閉じ込めているので、タンパク質も水溶性食物繊維も多いのです。ちなみに、蒸し大豆は、１００グラムあたりに水溶性食物繊維が２・３グラム、不溶性食物繊維が６・５グラムとバランスよく入っています。

ただ、どんなに栄養バランスがよくても美味しくなければ続きませんよね。その点、蒸し大豆は、蒸すことでうまみ成分も閉じ込められているので、ほんのり甘くて美味しい。糖質の代わりにプラスするものとして便利なので、ここ数年、ずっと常備しています。

蒸し大豆のほか、蒸し黒豆や蒸しサラダ豆（大豆やインゲン豆、ひよこ豆などいくつかの蒸し豆がミックスされたもの）など、蒸し豆シリーズもバリエーションがあるので、いくつかの種類を揃えておくのもいいですね。

先ほどのキャベツ丼にも、蒸し豆を加えると、さらに栄養バランスが良くなり、美味しさ、満足感が上がります。

●麺なしラーメンの大豆のせ

ラーメンを食べたい気分になったときにおすすめなのが、この麺なしラーメンです。

最近でこそ、ラーメンを食べに行くことはなくなりましたが、40代半ばまでは友人と飲みに行った帰りなどに、それこそ〆のラーメンを食べていました。ただ、そのときにも工夫はしていて、1人だけ、トッピングを全部載せて具沢山にしていました。そうすると、一緒に食べている友人らが麺を食べ終えてスープにさしかかったころに、ようやく麺にたどり着きます。それで少し麺を食べて、終わりにしていたのです。そうすると、糖質（麺）は少なく、タンパク質（肉）や食物繊維（野菜）はたっぷりのラーメンになります。

ただ、こうした食べ方は高くつきますし、食材を残すことになってラーメン店の店主には怒られてしまいそうですね。

そこで、最近ではラーメンを食べたくなったときのために、麺の入っていない「ラーメン風カップスープ」を買い置きしています。最近、糖質を気にする人のために、麺なしのラーメン風カップスープが各社から販売されているのです。麺が入っていない代わりに何が入っているのかと言うと、豆腐やワカメです。糖質が、まさに食物繊維やタンパク質に置き換えられています。

そこに、私は蒸し大豆をプラスして、塩分の多いスープは少し残して食べています。麺の代わりにやわらかい豆腐やワカメだけだとちょっと物足りなく感じるかもしれませんが、蒸し大豆をプラスすることでアクセントになっていいのです。

そして、スープは有名ラーメン店の味だったり、人気のインスタントラーメンの味そのままだったりするので、しっかりラーメンを食べた気分を味わえます。

●カレーはスープカレーともち麦で

ラーメンともうひとつ、国民食と言われるほど、誰もが好きなのがカレーライスです。カレーも「今日はカレーの気分」という日がありますよね。ただ、カレーはルウに小麦粉が多く使われているので、ライスもルウも糖質が多いのです。

以前に気になってカレーライスを食べたあとの血糖値を測定したことがあります。結果は、160mg／dlまで上がっていました。食後血糖値の目安は140mg／dlなので、食後高血糖が起きていたのです。

それ以来、カレーを食べたくなったら、スープカレーを選ぶようにしています。

小麦粉でとろみをつけている普通のカレールウに比べて、さらっとしたスープカレーは小麦粉が少ないのです。さらに、ライスは白米ではなく「もち麦」にします。

もち麦も、蒸し大豆と同じようによく白米の代わりに食べています。もち麦は大麦の一種なので白米と同じ主食ですが、食物繊維が白米の約25倍と豊富なのです。体に良いイメージのある玄米と比べても、もち麦のほうが食物繊維の含有量は上です。とくに、「β-グルカン」という水溶性食物繊維が豊富なので、糖質や脂質の吸収を抑えて血糖値の急上昇を防いでくれます。

実際、スープカレーともち麦を食べたあとの血糖値は、130㎎／$d\ell$程度でした。

最近では、もち麦がヘルシーフードとしてちょっとしたブームになっているようで、電子レンジで温めて食べるパック入りのもち麦ごはんやもち麦入りのおにぎり、スープなど、もち麦商品も増えています。

コンビニで揃えられる代謝に良い食事と言ったら、「サラダチキンとサラダ」くらいのイメージをもっていた方もいるかもしれません。でも、ここまで紹介してきたように、「糖質を減らしてタンパク質と食物繊維をプラスする」という原則さえ覚えておけば、いろいろと選ぶことはできます。

コンビニ食品だけでも、組み合わせ次第で代謝に良いメニューになるので、ぜひ試してみてください。

【コラム3】お腹が空くのは「食べた」から？

朝食を食べてきたのに、午前の仕事中にお腹が空いてきてお腹がグーッと鳴った。

そんなとき、どんな対策をとりますか。

「朝食が足りなかったんだ」と考えて、翌日は食パンを1枚から2枚に増やす、という人もいるかもしれません。あるいは、「小腹が空いたときのために」と机の引き出しに、チョコレートや飴玉《あめだま》などを忍ばせる人もいるでしょう。

ところが実際は、朝食の量が足りなかったからではなく、糖質メインの朝食を食べたから中途半端な時間にお腹が空くのです。もしも食パンを1枚から2枚に増やせば、もっとお腹が空くでしょう。また、小腹が空いたからといって甘いものを食べれば、その後、さらなる空腹感を生みます。なぜなら、「血糖値の落差」が空腹感を生むから。

朝食にありがちなパンとジュースと加糖タイプのヨーグルトといった組み合わせは、糖質多めで、糖質の吸収をおさえてくれる食物繊維はほとんど含まれていません。そうすると、血糖値の急上昇を招きやすく、それに伴ってインスリンが大量に分泌されるので、今度は血糖値が急下降していきます。その「下がる」ときに空腹を感じるのです。

血糖値が「下がる」といっても、相対的に下がっただけで、低血糖に陥っているわけではありません。食前の空腹時の血糖値は、80㎎／dℓ～90㎎／dℓが一般的です。つまり、この程度の血糖値になれば、それなりの空腹を感じます。その前に急上昇が起きていると、血糖値が100㎎／dℓ以上であったとしても、空腹を感じてしまいやすい。

そこでもし、チョコレートや飴といった糖類を口にしたら、再び血糖値をポーンと上げてしまうので、また下がったときにすぐお腹が空くというわけです。

私自身も、ふだんの朝食はすでに紹介したとおり「手作り野菜ジュースと、蒸し黒豆をトッピングしたヨーグルト」なのですが、たまに喫茶店などで食パンなどの朝食をとったときには11時くらいに早々とお腹が空いて、「あのパンを食べなければよかった！」と後悔します。

朝食をとっているのに中途半端な時間にお腹が空くとしたら、朝食のとり方に問題があります。糖質ばかりの朝食になっていませんか。それでお腹が空くのなら、むしろパンやごはんといった糖質は食べずに（もしくは減らして）、タンパク質や食物繊維をプラスしてみましょう。

「食べ足りない」からではなく、血糖値スパイクが生じるようなものを「食べた」から空腹を感じるケースもよくあるのです。

第5章 「三大栄養素」の代謝を理解するだけで

——【代謝の「健康教養」】

［1］この3つの代謝は最低限おさえよう

ここまで、基礎代謝、活動代謝、食事代謝という3種類の代謝をふまえて、「体づくり」「運動」「食習慣」の3つを説明してきました。この章では、タンパク質、糖質、脂質という、私たちにとってエネルギー源となる3つの重要な栄養素がどのように消化・吸収され、代謝されていくのか、改めて説明します。

第4章で、タンパク質、糖質、脂質の摂《と》り方を説明しましたが、これらが「体内でどのような経路をたどるのか」を、ざっくりイメージできるようになると、ふだんの食事や、お腹が空《す》いたとき、運動後の食事など、生活のなかのそれぞれの場面で賢く食事を選べるようになります。だから、代謝をイメージすることはとても大切なのです。

たとえば、次ページの図を見てください。

タンパク質、糖質、脂質という三大栄養素がどのようにエネルギー源として使われていくのかをざっくりと表した図です。これを見ると、タンパク質も糖質も脂質も最終的には同じところに合流して、エネルギー源として使われていることがわかりますよね。

エネルギー産生経路

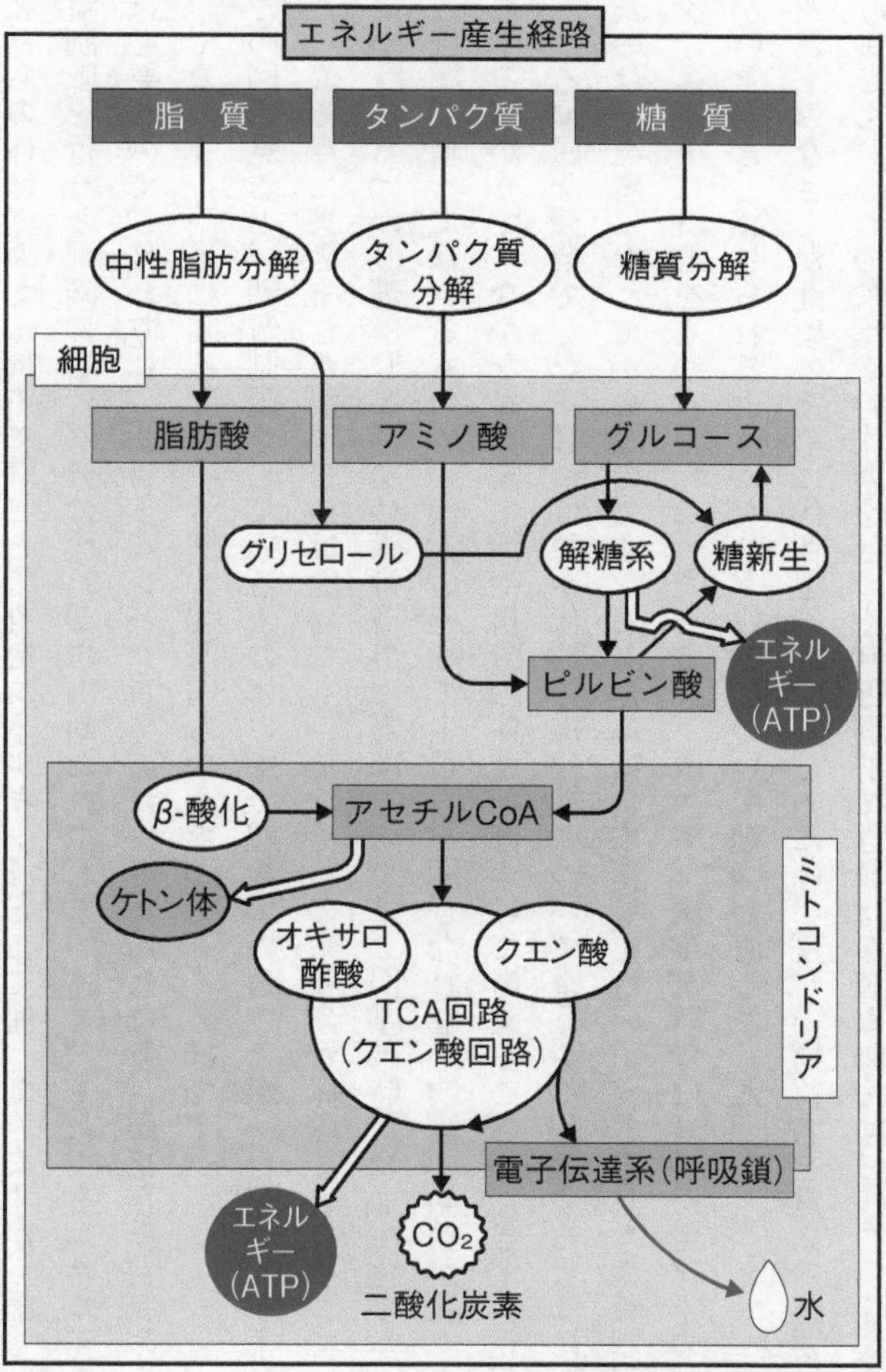

『カラー図解　栄養学の基本がわかる事典』参照

私たちの体は、ふだんは主に糖質と脂質をエネルギー源として使っていますが、厳しい糖質制限を行うと、図の右の部分の流れがほぼ断たれてしまいます。それでもエネルギー源は必要なので、代わりに、脂質とタンパク質の流れがさかんになり、厳格な糖質制限を行ってカロリー不足に陥ると、痩《や》せ細って筋肉もなくなっていくわけです。

この図を見ると、糖質制限をしている人の体の中で起きていることが一目瞭然《りょうぜん》ですよね。と、偉そうに書きましたが、じつは医者でも「それぞれの栄養素が体内でどうなっていくのか」をしっかり理解していない人は意外にも多いのです。医学部時代に「生化学」という授業で習ってはいるものの、代謝の過程で生じる、聞きなれない物質の名前が次々と登場するばかりで、なかなか日常生活や自分の体と結びつけて考えることができず、正直なところ退屈な授業でした。じつは私が代謝の重要性についてようやく認識するようになったのは、医者になってからなのです。患者さんに食事指導を行い、自分自身も糖質制限やダイエットに関心をもつようになったときに、改めて、医学部時代に習った生化学の内容がいきいきと感じられるようになり、代謝について勉強し直しました。

ただ、みなさんが健康のために代謝を理解するためには、難しい物質名を覚える必要はありません。3つの栄養素の代謝をざっくりと理解できればOKなのです。

［2］タンパク質の代謝

タンパク質の消化は胃からはじまる

まずはタンパク質から説明しましょう。

タンパク質とは、たくさんのアミノ酸が長く連なったものです。また、タンパク質が多く含まれるのは、肉、魚、卵、牛乳、乳製品、大豆、大豆製品などです。

こうしたものを食べてタンパク質が胃に届くと、胃から「ガストリン」という消化管ホルモンが分泌されます。ガストリンの役割は、胃酸の分泌を促すこと。胃酸には「ペプシン」という消化酵素が含まれていて、これが、タンパク質の分解を進めます。タンパク質の消化は、胃からはじまるのです。

そして十二指腸に移ると、小腸から「セクレチン」や「コレシストキニン」といった消化管ホルモンが分泌され、胃酸の分泌が抑えられるとともに膵液《すいえき》の分泌が促進されます。膵液には「トリプシン」「キモトリプシン」などの消化酵素が含まれていて、これらがタンパク質を「アミノ酸」にまで分解します。そうして、タンパク質はアミノ酸として小腸から吸収されるのです（一部は、アミノ酸が数個つながったペプチドと呼ばれる形で吸収されます）。

ここまでの過程では、タンパク質の消化は胃からはじまって、小腸から主にアミノ酸という形で吸収されるということを覚えておいてもらえれば大丈夫です。

タンパク質は日々入れ替わる

さて、体内には、食事で摂ったアミノ酸のほか、体内で合成されるアミノ酸もあります。これらのアミノ酸は、主にタンパク質の合成に使われます。

私たちの体を構成している約2割がタンパク質です。筋肉や内臓を構成するタンパク質、毛髪や爪を構成するタンパク質、酵素や抗体、ホルモンとなるタンパク質など、タンパク質にはさまざまな種類があり（ざっと10万種類ほど）、アミノ酸は、それぞれの目的に応じたタンパク質に作り替えられています。

ここで大事なのは、一度合成されたタンパク質がずっとそのまま存在しているわけではないということ。筋肉も、一度ついた筋肉がそのままずっとついているわけではありませんよね。筋肉を使わない生活を続けていたら、筋肉は減っていきます。

私たちの体内にあるタンパク質は、その種類によってサイクルは異なりますが、日々、分解と合成を繰り返すことで新しいタンパク質に生まれ変わっています。分解が合成を上回れば、筋肉の分解も進むので、筋肉が減って基礎代謝が下がります。体格などによっても異なりますが、成人の場合、一般的に１日あたり２００〜３００グラムのタンパク質が分解・合成されることで入れ替わっていると言われています。

そのほか、アミノ酸の一部は、ただのアミノ酸（遊離アミノ酸）として、血液中や筋肉内にプールされています。これを「アミノ酸プール」と呼びますが、脂肪のようにたくわえられているイメージではなく、体全体にバラバラに存在しています。ちなみに、「遊離」とは他の物質と結合していないという意味です。

アミノ酸は、余った分をたくわえる仕組みがありません。遊離アミノ酸としてプールされる量はほぼ一定に保たれているので、タンパク質の合成に使われなかった分は、肝臓で分解され、一部は「尿素」として尿中に排出され、残りはエネルギー源として使われたり、糖質や脂肪に作り替えられたりします。

つまり、タンパク質も余れば、脂肪になります。

ただ、主に体をつくる材料として使われるほか、尿として排泄《はいせつ》されるだけではなく、毛髪や皮膚、分泌物などとして消費される分もあるので、日々、一定量のタンパク質が体から失われています。そのため、糖質や脂質に比べると脂肪になりにくく、また、毎回の食事で補わなければいけないのです。

［3］脂質の代謝

水に溶けない油の消化には〝ひと手間〟が必要

脂質とは、あぶらのことです。あぶらには、オリーブオイルやベニバナ油、魚の油のように常温で液体の油と、牛脂や豚脂、バターのように常温で固体となる脂があります。

また、「見える油」と「見えない油」という分け方をされることもあります。調理に使う油やバター、肉の脂身などは目に見えるのでわかりやすいですが、もともとの食材に含まれている油や、お菓子やインスタントラーメンなどの加工食品に含まれている油などは目に見えません。見えない油は意識しづらいものですが、じつは、脂質の7～8割を見えない油から摂っていると言われています。

では、こうしたあぶらは体内でどのように消化・吸収されていくのか、説明しましょう。

食品中に含まれるあぶら（脂質）は、ほとんどが「中性脂肪」の形をしています。

中性脂肪は、「グリセロール」に、3つの脂肪酸がくっついた形が基本形です。第4章で、脂肪酸にはいくつかの種類があることを説明しました。グリセロールにどんな種類の脂肪酸がくっつくかで性質が変わるのです。

さて、食事で摂った中性脂肪は、口や胃ではほとんど消化されることなく、そのまま通り過ぎて、主に小腸で消化されます。タンパク質の消化は胃からはじまり、糖質の消化は口（唾液《だえき》）からはじまるのに対し、脂質の消化のはじまりは遅いのです。

小腸までたどり着くと、胆のうから胆汁酸が分泌されます。脂質は、あぶらですよね。油は水に溶けません。そこで、水にも油にもなじむ胆汁酸が取り囲んで「ミセル」と呼ばれる小さな粒を形成することで、水溶性となって吸収、消化されやすくするのです。たとえるなら、油汚れを落とすときに、そのままでは水に溶けないので、水にも油にもなじむ石鹸《せっけん》の泡で汚れを包み込んで浮かび上がらせるようなもの。

そうして消化される準備が整った中性脂肪は、膵液に含まれる消化酵素の「リパーゼ」によって、グリセロールにひとつの脂肪酸がくっついたもの（モノアシルグリセロール）と2つの脂肪酸に分解されます。そして、小腸から吸収されます。

ちなみに、食品に含まれる脂質でもうひとつ有名なのが、「コレステロール」です。コレステロールは消化・吸収の方法が中性脂肪とは異なり、分解されないまま、小腸から吸収されます。コレステロールを小腸の細胞内に運ぶ「トランスポーター」(細胞の外から中へ物質を取り込む運び屋役のタンパク質)がいて、そのサポートによってそのままの形で吸収されます。このコレステロールトランスポーターの存在が見つかったのは2004年と比較的最近のことです。

中性脂肪の話に戻ると、2つの脂肪酸とモノアシルグリセロールに分解されて小腸から吸収されたあと、再びもとの中性脂肪に合成されます。ただし、吸収されたあとも、一筋縄ではいきません。脂質は水に溶けないので、やっぱりそのままの形では運搬できないのです。

そこで、コレステロールも一緒に特別なタンパク質に包み込まれて「キロミクロン」と呼ばれる小さな粒を構成することで、リンパ管に入り、リンパ液の流れに乗って移動したあと、血管に入って脂肪組織や筋肉、肝臓などに運ばれていきます。

余った分はやっぱり脂肪になる

少々ややこしい説明になりましたが、水に溶けない脂質は、糖質やタンパク質に比べて消化・吸収が複雑なのです。細かい名前は忘れていただいてかまいませんので、「脂質の消化は複雑なんだな」とだけ、覚えておきましょう。だから、脂質の多い食事は消化に時間がかかるのです。

また、脂っこいものを食べたときに胃もたれすることがありませんか。それは、食事で摂った脂質が小腸に届くと、消化管ホルモンの「コレシストキニン」が分泌され、小腸での脂質の消化・吸収が促されるのと同時に、胃の運動を抑制してしまうからです。脂っこい食事をとって脂質が小腸に停滞していると、その間、胃の運動が抑えられたままなので胃もたれを起こしやすいのです。

ところで、小腸から吸収されて「キロミクロン」という形で運搬される中性脂肪やコレステロールのその後についてまだ説明していませんでした。

リンパ管から血管に入って全身に運ばれるなかで、毛細血管にある酵素によって、まず、脂肪酸だけが切り離されます。その脂肪酸の行方はと言うと、筋肉ではエネルギー源として利用されますが、脂肪組織ではまた中性脂肪に戻されてたくわえられます。そして、残ったコレステロールなどは肝臓へと運び込まれていきます。

つまり、脂肪が余ると、やっぱり脂肪としてたくわえられるということですね。

糖質制限ダイエットでは、「糖質さえ減らせば脂質はたくさん食べても太らない」と言われますが、それは糖質を断って体内がエネルギー不足になっているから成り立つこと。本来は、脂質も摂り過ぎて余れば当然中性脂肪として残ります。なおかつ、ＬＤＬコレステロールや中性脂肪値などが上がるので、たとえ太らなくても健康に悪いことはたしかです。

[4] 糖質の代謝

糖質は単糖類に分解されて吸収される

糖質が多く含まれているのは、ごはんやパン、麺《めん》類などの主食と甘いものです。甘みの強い果物や野菜（カボチャやレンコンなど）も、やっぱり糖質は多めです。ごはんやパンなどの主食もスイーツほどではないにしても、嚙《か》むと甘いですよね。そう考えると、糖質は基本的に甘いということです。

糖質を食べたら体内でどう変わるのかについては、第1章で、おにぎりを例に紹介しました。簡単におさらいすると、おにぎりの主成分である「デンプン」は、唾液に含まれる消化酵素の「アミラーゼ」によって分解がはじまり、さらに胃を通り抜けて小腸に移ると、膵液に含まれる「アミラーゼ」によって、「ブドウ糖（グルコース）」という単糖類（いちばん小さな単位の糖質）にまで分解されて小腸から吸収されます。

そして肝臓を経て、血管に入り、「血糖」になって全身をめぐると、血糖値を上げて、膵臓からのインスリンの分泌を促す——という流れでした。

デンプンの場合、たくさんのブドウ糖が数珠《じゅず》つなぎになった形をしているので、最終的にすべてブドウ糖に分解されて小腸から吸収されますが、ブドウ糖以外の糖がつながってできている糖質もあるので、「糖質は単糖類に分解されて吸収される」というのが正確な表現です。

たとえば、砂糖の主成分である「ショ糖（スクロース）」は、ブドウ糖と「果糖（フルクトース）」という単糖がつながった形をしていて、小腸で「スクラーゼ」という酵素の影響を受けて、それぞれに分解されます。

また、牛乳には「乳糖（ラクトース）」と呼ばれる糖質が含まれています。コーヒーにミルクを入れると飲みやすくなるように、牛乳にもマイルドな甘みがありますよね。その甘みの正体が乳糖で、ブドウ糖と「ガラクトース」という単糖がつながった形をしています。乳糖は、小腸で「ラクターゼ」という酵素の影響を受けて、ブドウ糖とガラクトースに分解されます。

ちなみに、牛乳を飲むとお腹がごろごろして、飲み過ぎるとお腹を壊しやすい人がいますよね。それは、乳糖を分解するラクターゼの分泌不足が原因です。じつはラクターゼの分泌は大人になると減りやすいので、子どもの頃には冷たい牛乳をたくさん飲んでも平気だった人が大人になってから苦手になるということがあるのです。

さて、ブドウ糖以外の単糖類（果糖やガラクトースなど）は、小腸から吸収されると、肝臓でグルコースに変換されて、全身に運ばれ、グルコースと同じように「解糖系」という回路（グルコースをピルビン酸にまで分解する過程でエネルギーを取り出すプロセス）に入ってエネルギー源として活用されていきます。

「果糖」は脂肪になりやすい！

糖質の多いものを食べて、小腸からブドウ糖が吸収されると、そのまま血糖になって血糖値を上げてインスリンの分泌を増やし、肥満のもとになる——ということは繰り返し伝えてきました。第4章では、糖質の量を減らすことや糖質の吸収を抑える食べ方を紹介しましたよね。

一方、同じ単糖類でも、果糖やガラクトースは、ブドウ糖とは少し性質が異なります。ブドウ糖ほど血糖値を上げる作用はありません。

ただ、果糖は、血糖値を上げる作用こそ弱いものの、ブドウ糖に比べて中性脂肪に変わりやすいという特徴があります。なおかつ、血糖値の上昇は満腹中枢を刺激してくれるのですが、果糖の場合、血糖値が上がらない分、満腹中枢が刺激されず、食べ過ぎてしまいやすいというデメリットもあります。

さらに、第1章で、食後高血糖が続くと、タンパク質と糖が結びつく「糖化」が起こりやすいと伝えたことを覚えているでしょうか。改めて説明すると、糖化とは体内のタンパク質が余分な糖質と結びつき、タンパク質が劣化してしまうこと。「体のコゲ」とも言われます。糖化によって最終的につくられる「終末糖化産物（ＡＧＥｓ）」は、老化を進める原因のひとつです。

果糖は、ブドウ糖よりも、この糖化反応を起こしやすいことが知られています。果糖は果物に多く含まれることから命名されました。果物はヘルシーなイメージがあるかもしれませんが、果糖はじつは太りやすく、摂り過ぎると糖化を起こしやすい糖質なのです。ですから、甘いフルーツはほどほどに。

果物にはビタミンやミネラル、食物繊維も含まれていますが、果糖、ブドウ糖も多いので、賢く選んで食べましょう。おすすめは、キウイ、ベリー系（イチゴ、ブルーベリー、ラズベリーなど）、グレープフルーツ、みかんなどの低糖質なもの。私自身も、こうした低糖質のフルーツをおやつ代わりに食べたり、蒸し黒豆の代わりにヨーグルトにトッピングして食べたりしています。

そのほか、果糖は清涼飲料水やお菓子、菓子パンなどのさまざまな加工食品にも多く含まれています。ブドウ糖よりも甘みが強く（単糖類でいちばん甘いのが果糖です）、低温で甘みが増すという特徴が（だから、フルーツは冷やすと美味しいのですね）、清涼飲料水やスイーツのように冷やして食べる（飲む）ことの多い食品にはピッタリなのです。

加工食品の原材料名のなかに、「ブドウ糖果糖液糖」「果糖ブドウ糖液糖」「高果糖液糖」といった名前を目にしたことはありませんか。これらは、果糖とブドウ糖が混ざった液状の糖です。ちなみに、糖のなかの果糖の割合によって分けられていて、50％未満がブドウ糖果糖液糖、50％以上90％未満が果糖ブドウ糖液糖、90％以上が高果糖液糖です。

これらが原材料名に書かれている加工食品は、やっぱり太りやすく、糖化（体のコゲ）も起こしやすいので、控えめにしたいところ。加工食品を買うときには原材料名をチェックすることを習慣にしましょう。

砂糖、黒糖、ザラメ、ハチミツ……どう違う？

甘い味づけをするときに使う甘味料も、もちろん糖質です。

砂糖の分類

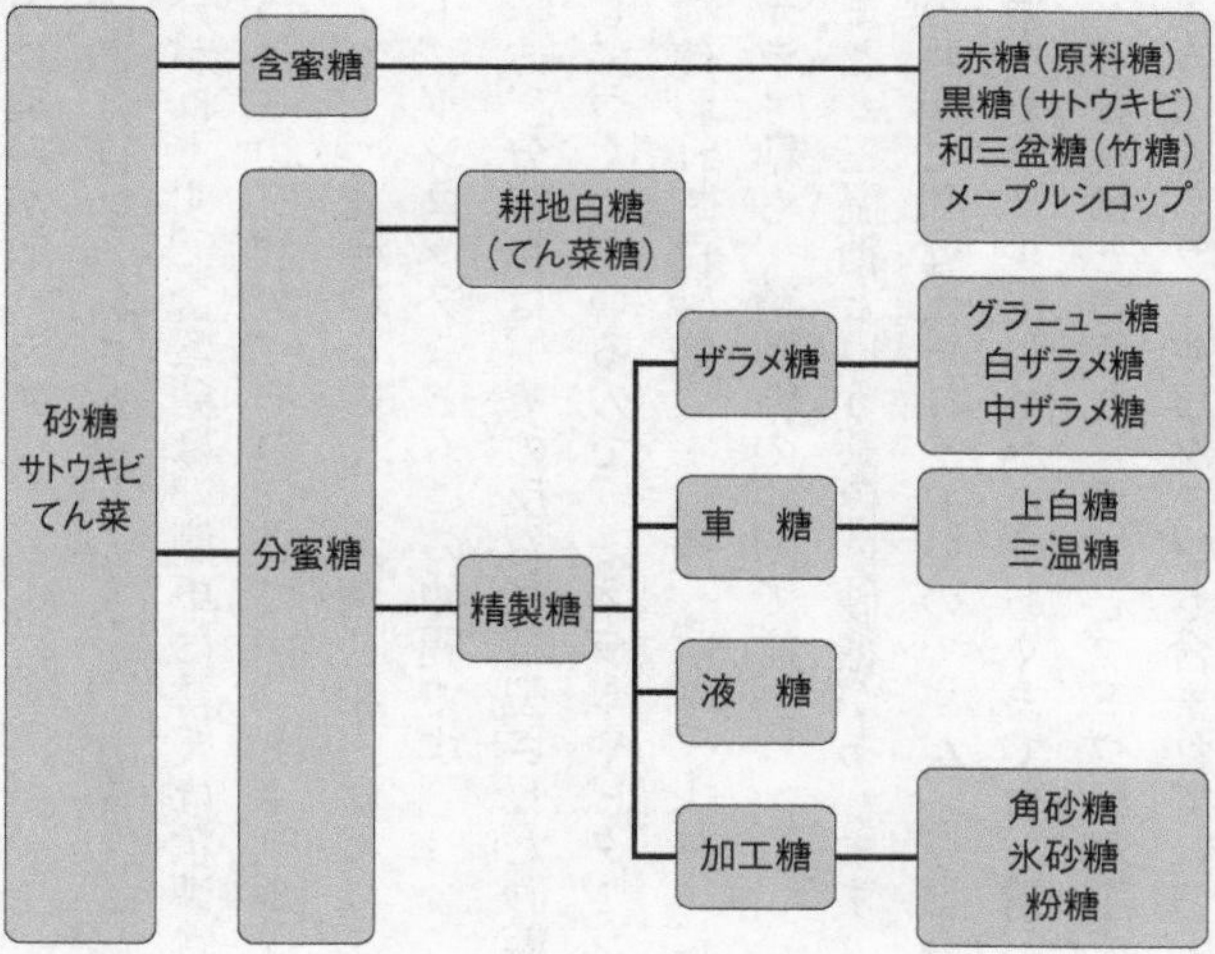

「白い砂糖よりも茶色い砂糖のほうが健康によさそう」「ハチミツ、オリゴ糖は体によさそう」など、いろいろなイメージをもっていると思いますが、どう違うのかと聞かれると、よくわからないことが多いのではないでしょうか。

まず、砂糖とは、サトウキビやてん菜を原材料につくられる、ショ糖を主成分とした天然の甘味料です。ショ糖は、ブドウ糖と果糖がくっついたものでしたよね。そのため、砂糖は、ブドウ糖の影響で血糖値を上げやすく、また果糖の影響で中性脂肪値も上げやすいのです。

ショ糖を主成分としていることは、黒糖もザラメも同じです。ただ、そのつくり方に違いがあります。

砂糖にはいろいろな種類があり、まず「含蜜糖《がんみつ》」と「分蜜糖（精製糖）」の2つに大きく分かれます。含蜜糖は、簡単に言えば精製されていない砂糖です。黒糖や和菓子などに使われる和三盆が、その代表です。ミネラルなどを含む糖蜜を取り除かずにそのまま煮詰めてつくった砂糖なので、黒糖や和三盆にはミネラルやビタミンが残っています。きび糖、メープルシロップなどもこの仲間です。

一方、分蜜糖は、その反対に精製された砂糖のこと。糖蜜を取り除いてショ糖だけを抽出してつくっているので、ミネラルやビタミンはほとんど含まれていません。一般的に家庭で使われる白砂糖（上白糖）や、コーヒーに入れる用として喫茶店に置かれているようなザラメ糖も、精製糖の仲間です。

また、三温糖という茶色い砂糖があります。色がついているので精製されていない含蜜糖の仲間に間違えられやすいのですが、三温糖が茶色いのは精製した上で煮詰めたために砂糖がカラメル化したから。あくまでも、精製糖の仲間です。

ハチミツはと言うと、果糖とブドウ糖が主成分の天然甘味料です。また、黒糖などと同じようにミネラルやビタミンも含まれているところがヘルシーと言われる理由です。

ただし、主成分の果糖とブドウ糖は、ショ糖を構成している糖と同じですよね。なおかつ、ショ糖は果糖とブドウ糖が結合したものですが、ハチミツには、それぞれが単糖類として含まれています。そのため、じつは吸収が速いのです。そして、果糖も含まれているということは、摂り過ぎるとやっぱり太りやすい。血糖値の上げやすさについては、ハチミツの種類によってかなり差があり、一般的なハチミツはショ糖とあまり変わりありませんが、アカシアやレンゲのハチミツは血糖値を上げにくいと言われています。

人工甘味料、オリゴ糖、希少糖……まだまだある甘味料

最近では、「糖質オフ」「糖質ゼロ」「砂糖不使用」などと謳《うた》った商品をよく目にするようになりました。そうした商品で使われているのが、人工甘味料です。

甘いのに糖質オフ、糖質ゼロなのはなぜかと言うと、「アスパルテーム」「アセスルファムカリウム」「スクラロース」といった非糖質系の人工甘味料が使われているからです。

これらにはブドウ糖が含まれていないので、血糖値を上げません。ということは、「体にいい、代謝にいいということ？」と思うかもしれませんが、そう手放しでは喜べず、こうした人工甘味料は、私たちが食べて甘いと騙《だま》されるように、膵臓も騙されるのです。

血糖値が上がったことを受けて、膵臓がインスリンの分泌を増やすのが通常ですよね。ところが、人工甘味料を摂ると、血糖値は上がらないのにインスリンが出てしまうのです。糖がきたと体が錯覚してしまうのでしょう。そうすると、結局は肥満や糖尿病につながってしまいます。

そのため、「血糖値を上げないから」という理由で人工甘味料を使ってもやっぱりインスリンの分泌量は増えるわけで、長期的に見て糖尿病の予防ができた、肥満が解消されたという実績は今のところありません。

糖質ゼロという表示のほか、「糖類ゼロ」という表示もありますよね。同じような言葉に見えるかもしれませんが、糖質と糖類の意味するものは異なります。糖質のほうは、炭水化物のうち食物繊維を除いたものでしたよね。糖類は、糖質のなかでも、ブドウ糖や果糖のような「単糖類」と、ショ糖のように2つの単糖類が結合した「二糖類」の総称です。つまり、「糖類ゼロ」は、単糖類や二糖類の糖質を使っていないことを意味しています。

糖質は単糖類まで分解されて吸収される、と説明しました。そのままの形で吸収される単糖類や単糖類が2つつながっただけの二糖類は、たくさんのブドウ糖がつながっている

「多糖類」のデンプンに比べると消化にかかる時間が短く、早く吸収されやすいという特徴があります。

一方、糖類よりもつながっている単糖類の数が多く、デンプンよりも少ない、3個から9個ほどの単糖類がくっついたものが「オリゴ糖」です。「オリゴ」は、ギリシャ語で「少ない」という意味で、オリゴ糖は「少糖類」とも呼ばれます。

オリゴ糖の特徴は、私たちが体内にもっている消化酵素では消化されにくく、吸収されにくいこと。そのため、そのまま大腸に届いて、腸内細菌のなかでも善玉菌のエサになりやすいのです。そういう意味で、水溶性食物繊維と似ています。

じつは、大豆には「大豆オリゴ糖」というオリゴ糖の一種も含まれています。このことも、私がソイファーストをおすすめする理由のひとつです。ほかにも、玉ねぎやゴボウ、アスパラガスといった野菜には「フラクオリゴ糖」が、牛乳には「ガラクトオリゴ糖」が含まれています。

そのほか、「希少糖（レアシュガー）」と呼ばれる糖もあります。名前のとおり希少な、自然界での存在量が少ない単糖や糖アルコール（糖質の一種です）のこと。

自然界に最も多く存在している単糖類がブドウ糖で、果糖やガラクトースなども自然界にたくさん存在していますが、そのほかにも、数は少ないものの自然界に存在している単糖や糖アルコールが50種類以上あるそうです。こうした希少糖のなかには、体内で吸収されたあと、私たちの体にとってありがたい作用を行ってくれるものもあり、今、注目されています。

身近なところでは、ガムなどですっかりおなじみとなった「キシリトール」も、希少糖（糖アルコール）のひとつです。虫歯予防効果があることが認められ、今ではいろいろな種類のガムに使われていますよね。

ほかにも、砂糖よりも血糖上昇作用が弱い希少糖もあり、そうした希少糖を使った甘味料がすでに商品化されています。

糖は質も大事だけれど量こそ大事

身近にある甘味料だけでも、これだけいろいろな種類があります。ここで簡単におさらいしましょう。

ブドウ糖と果糖はどちらも単糖類ですが、ブドウ糖は血糖値を上げやすく、果糖は血糖値こそあまり上げないものの脂肪になりやすい。

砂糖には大きく2種類があって、黒糖、きび糖などの含蜜糖は、ミネラルなどの栄養素が残っているけれど、精製された一般的な白砂糖はショ糖の純度が高く（グラニュー糖は99％以上）、ほかの栄養素はほとんど含まれていない。

人工甘味料は、血糖値はあまり上げないものの、最終的にはインスリンの分泌が増えてしまう。そのほかに血糖値の上昇作用を抑えられる希少糖というものもある――。ざっと、こうした話でした。

このように、それぞれに特徴があります。ただ、どれも糖質ですから、摂り過ぎると血糖値を上げる、太るということは同じです。

ときおり、こんな患者さんがいらっしゃるのです。

「ごはんは半分にして、食事は糖質を少なめにしています！」と自信たっぷりにおっしゃるのに、血糖値は高いままなので、よくよく話を聞いてみると、おやつ代わりに黒糖をポリポリと食べている、など。「黒糖はミネラルが豊富だから体にいいんですよね？」なんておっしゃるのですが、黒糖に含まれているミネラルは「砂糖のなかでは豊富」というだけです。このことはハチミツにも言えます。

ミネラルを摂ろうと思ったら、青汁や野菜ジュースを1本飲んだほうがよっぽどいいですよね。ただし、砂糖や果糖、ブドウ糖といった糖類が含まれていないものですが。

ちなみに塩選びも同じで、「ミネラルが入っているから天然の塩のほうがいい」とよく言われますよね。医師や栄養士のなかにも「ナトリウムを排出するカリウムが含まれているから、天然塩のほうが血圧を上げにくい」なんて、したり顔で言う人もいます。

たしかに天然塩と精製塩で比べると、精製塩は純度が高くて塩化ナトリウム以外の栄養素はほとんど含まれていません。でも、塩をそのまま舐《な》めるわけではありませんよね。料理に使うわけで、野菜や肉・魚など、ほとんどの食品にはカリウムが入っています。わざわざ塩で摂る必要はないのです。そもそも天然塩にしても、その中に含まれるカリウムが塩分をすべて排出してくれるわけではないので、結局のところ血圧は上がります。

糖質に話を戻すと、ミネラルが含まれている黒糖やハチミツにしても糖質を摂っていることには変わりありませんから、摂り過ぎたら太ります。ましてや、どちらも脂肪になりやすい果糖が含まれているのです。また、血糖値の上昇作用が弱いと言われる希少糖だって、血糖値をまったく上げないわけではありません。砂糖に比べると穏やかに上げるというだけ。ですから、それぞれの特徴を知って選ぶことも大事ですが、それ以上に、結局は摂り過ぎないことが肝心です。

[5] 酵素は摂ったほうがいいのか

タンパク質、脂質、糖質という三大栄養素の代謝について紹介しました。アミラーゼやリパーゼなど、中学や高校の理科以来、久しぶりに目にした人も多いかもしれません。消化・吸収には、こうした酵素の働きが欠かせません。

そう伝えると、「酵素の働きを高めるために、外から補わなければいけない」「食事で酵素を摂らなければいけない」などと考える人もいます（実際に、そう謳っている記事や商品広告を見かけます）が、必要な酵素は、外からとり入れなくてもちゃんと自分の体のなかに備わっています。

そして、たとえ植物のなかにある酵素を食べても、そのまま私たちの体で酵素として働いてくれるわけではありません。そもそも、私たちの体には、食事で摂った酵素をそのまま酵素としていかすような代謝経路はないのです。

同じことは、腸内細菌にも言えます。乳酸菌やビフィズス菌などが生きたまま腸に届いても、そのまますみつくわけではありません。腸内環境は、〝よそ者〟に主導権を握らせるほど、生易しい社会ではないのです。たとえば、政治の世界でも、「党を変える！」と意気込んで新しく入党した若い議員がいても、やっぱり大御所にはかなわないもの。腸内の主導権争いもそんな感じでしょう。

ただ、〝よそ者〟を入れる意味がまったくないわけではなく、生きて届いた菌が乳酸や酢酸といった「酸」をつくりだすことで、腸内が弱酸性になり、悪玉菌の発育や増殖が抑えられて善玉菌が生きていきやすい環境になるといった効果があるようです。生きて届くからこそその意味もあるのだと思いますが、一方で、死んだ菌であっても、腸内にもともとすみついている善玉菌のエサになって善玉菌の働きを後押ししてくれます。

そうしたことを考えると、私は、酵素にしても腸内細菌にしても、そのほか、代謝をコントロールしている自律神経やホルモンなどにしても、すでに体に備わっているものがあるのですから、それらを労り、「いかに活《い》かすか」が大事ではないか、と思います。

腸内環境にしても糖や脂質、タンパク質などの代謝にしても、個性があります。

同じものを食べていても太りやすい人、太りにくい人、痩せやすい人もいれば、筋肉がつきやすい人、つきにくい人もいるでしょう。同じような脂っこい食事をとっても、お腹を壊しやすい人もいれば、平気な人もいます。

そうした個性がもともとあることを前提に、太りやすい人は中性脂肪をたくわえないような食生活をしようとか、エネルギーをこまめに消費するように体を動かそうとか、あるいは、痩せやすい人は、無理に糖質や脂質を摂って太ろうとしても健康面に悪影響を及ぼすだけなので、筋肉は落とさないようにしようとか、代謝をイメージしながら、生活のなかの一つひとつの場面で行動を選んでほしいと思います。

「〇〇（酵素とか、生きた菌とか）を摂れば代謝がよくなる」というような単純な話ではありませんが、代謝を考えることで、「今は、こっちよりもこっちのメニューのほうがいいな」などと一つひとつの行動を選べるようになります。そうすれば見た目も中身も理想的な体を効率よくつくっていくことができます。自分のもって生まれた体質と向き合いながら、代謝を理解して生きることをぜひ楽しみましょう。

次の章では、代謝を考えて生きるために大切な5箇条をまとめました。今日からの行動の参考にしてください。

第6章　1日24時間「カンタン代謝生活」のすすめ
――【代謝の5箇条】

この章では、ここまでに説明してきたことの総まとめとして、「代謝を考えた生活＝代謝生活」を送るための5箇条を紹介します。

ここまで、体づくりから運動方法、食べ方まで代謝にまつわるいろいろなことを説明してきましたが、とりあえず、この5つさえ守ってもらえれば代謝生活は合格です！

1 インスリンを過剰に出さないようにする

代謝の5箇条のひとつめは、血糖値を下げるホルモンである「インスリン」の過剰分泌を防ぐことです。繰り返しお伝えしてきたとおり、インスリンがたくさん分泌されれば、血糖が脂肪細胞に取り込まれて中性脂肪としてたくわえられます。だから、「肥満ホルモン」とも呼ばれているわけです。

インスリンを過剰に出さないようにするには、何と言っても、血糖値を急上昇させないこと。まずは、「ソイファースト（大豆、大豆食品から食べる）」や「ベジファースト（野菜から食べる）」を実践しましょう。食べる順番を意識するだけで、糖の吸収が緩やかになって血糖値の急上昇を防げるのですから、やらないほうがもったいないと思いませんか。

ただし、ソイファースト、ベジファーストさえ実践すれば好きなものを好きなだけ食べて良し、というわけにもいきません。通常のカレーライスだけでも食後血糖値を上げがちなのですから、「ラーメン＋半チャーハン」「かつ丼とうどん定食」「パスタとパン」のようにダブルで糖質たっぷりなメニューはNGです。

とくにランチは、丼もの、うどん・そば、パスタ、ラーメンなど、糖質に偏ったメニューになりがち。糖質でお腹を満たすのではなく、大豆や野菜などをプラスして、食物繊維やタンパク質でお腹を満たしましょう！

それでも、「ちょっと糖質を摂り過ぎちゃったかな」というときには、筋肉を無駄に動かしてエネルギーを消費することを心がけます。血中に余っている血糖を脂肪細胞に取り込ませるのではなく、エネルギー源として使っちゃおうという作戦です。

2　「脂肪を燃やすチャンス」と「筋肉を使うチャンス」にどん欲に

「食事でとったエネルギー」と「生活のなかで消費するエネルギー」で、前者のほうが多ければ脂肪として蓄積されていきます。ごくシンプルな話です。

脂肪には、皮膚のすぐ下につく皮下脂肪と、さらにその内側、腹筋の下につく内臓脂肪がありますが、メタボリックシンドロームでさまざまな病気の原因となるのが、内臓脂肪のほう。ただし、まず燃えやすいのも内臓脂肪のほうです。

内臓脂肪は、食事の改善や運動によるエネルギー消費などちょっとしたがんばりですぐに落としやすい脂肪なので、「脂肪を燃やすチャンス」「筋肉を使うチャンス」にどん欲になりましょう。

日ごろからエネルギー消費を増やすには、筋肉をつけて燃費の悪い体になることが大事でしたよね。だから、座っているときにも背もたれを使わず自分の筋肉で姿勢を支える、移動のときには腹筋に力を入れるドローインをしたり、ちょっと大股《おおまた》で歩くなどして筋肉を無駄に使う、筋肉に少し負荷をかけることを意識しましょう。

それから、空腹を感じたときには、脂肪の在庫を減らすチャンスです。そこで「ちょっとお腹が空《す》いたから」と甘いものを投入してしまうのか、「今がチャンスだ」とばかりに軽く体を動かしてエネルギーの消費を増やすのか——で、脂肪の行く先が変わります。

3　自ら熱をつくる生活をする

私たちは、生きている限り、体温を維持するために常に体の中で熱をつくりだしています。亡くなると冷たくなるように、生きていることは熱をつくり続けるということ。そして、熱をつくりだすにはエネルギーが必要なので、自ら熱をつくりだすような生活を心がけると代謝が高まります。

だから、暑い夏よりも寒い冬のほうが、体を温めるためにエネルギーを使うので、じつは痩《や》せやすいもの。冬太りをしてしまう人は、寒さを理由に家の中で過ごし、食べ過ぎてしまっているということでしょう。

また、暖かい部屋でぬくぬくと過ごすよりも、ちょっと肌寒いくらいの部屋で手のひらをこすり合わせたり手のひらをグーパーしてみたり、多少体を動かして自らの力で体を温めるようにしたほうが代謝は高まり、エネルギー消費が増えます。

そういう意味では、水分補給も代謝を高めるチャンスです。体温よりも冷たい飲み物を飲めば、体内で体温と同じ温度まで温められます。その温めるのに使ったエネルギーも、自分でつくりだしているわけです。

体内に備蓄しているエネルギーを使って熱をつくるというチャンスを、機械や温かい飲み物に任せていてはもったいない、自ら熱をつくりましょう。

4 若々しく燃える体をつくる「タンパク質」と「脂質」を選ぶ

三大栄養素はすべてエネルギー源として使われますが、タンパク質は、エネルギー不足に陥った非常事態のエネルギー源という位置づけです。タンパク質の主な役割は、体をつくる材料になることです。

一方、脂質は、糖質とともに日常のエネルギー源として使われますが、それだけではなく、細胞膜の構成成分や、男性ホルモンや女性ホルモンなどの脂溶性ホルモンの原料となるなど、体の材料としても重要なところで使われています。

どちらも体をつくる材料として残るものなので、選び方も大事です。

タンパク質は、必須《ひっす》アミノ酸がバランスよく含まれていて、なかでも筋肉の合成を促す「ロイシン」が多く含まれているものを。マグロの赤身やささみ、鶏《とり》むね肉、高野豆腐、大豆、チーズなどがロイシンを多く含む食材です。

脂質（あぶら）は、オメガ6系脂肪酸とオメガ3系脂肪酸のバランスが大事。外食や総菜、加工食品に使われている「見えない油」のほとんどがオメガ6系脂肪酸なので、これらを減らして、オメガ3系脂肪酸の多い魚の油やアマニ油、エゴマ油などを意識的に摂ること。そして、タンパク質も魚の油（EPA、DHA）も、朝食べるとさらに効果的です。

5　選択に迷ったら代謝をイメージする

お腹が空いたときに何を食べるか。コンビニでランチを買うときに何を選ぶか。食事で何を最初に食べるか。スポーツジムでどんなトレーニングをするか。

人生は選択の連続です。選択に迷ったら、代謝をイメージしてみてください。

たとえば、ごはんを食べたあとで「あともう少し何か食べたい」というとき。糖質、脂質、タンパク質が体内でどう代謝されるのかをイメージすると、「食べるなら糖質や脂質よりもタンパク質かな」と、食後のデザートではなくチーズやナッツにしておこうかなと選べますよね。その小さな積み重ねが明日の自分の体をつくり、自分の運命を変えていきます。

24時間「カンタン代謝生活」のすすめ

では、前項で紹介した5箇条をもとに、「代謝にいい1日の過ごし方」を例として紹介しましょう。

「朝」の過ごし方

朝は、体内時計をリセットして新しい24時間リズムを整えるとともに、その日のスケジュールを考えて1日で不足しがちな栄養素を補いましょう。

□朝起きたらカーテンを開けて体内時計をリセット
□冷たい水を1杯飲む
□朝食は抜かない、タンパク質摂取も怠らない、肉のみならず豆や魚も
□夜に会食がある日は、糖質なしの朝食に

「通勤時間」の過ごし方

通勤時間は、活動代謝を増やす絶好の機会です。「脂肪を燃やす」「筋肉を使う」チャンスを最大限に活《い》かしましょう。

□家から駅まではちょっと大股で歩く
□電車内では立つ。さらにつり革につかまりながらつま先立ち
□座るときにはドローインを意識して
□駅のホームが寒いときには、手をグーパーしたり、足を動かしたりして温める
□会社に着いたら冷たい水やお茶などで水分補給

「日中」の過ごし方

日中は、交感神経を活性化してエネルギー消費モードにもっていきたい時間帯。引き続き、筋肉を無駄に使うことを意識しましょう。

□デスクワークの人はあえて背もたれは使わずに

□席を立つとき、座るとき、トイレの時間はスロースクワットのチャンス
□移動は、「お腹を見られている！」妄想をしながら。スロージョギングも効果的
□ランチで食物繊維が摂れなさそうなときには先に豆乳を飲んで食物繊維をチャージ
□ランチの帰り道は、「少し楽」か「ややきつい」程度の速歩や大股歩きで
□おやつを食べるなら、午後3時前後に少量を
□気分転換は冷たいカフェイン入りのコーヒーやお茶で

「夜」の過ごし方

食事代謝量は減り、自律神経は副交感神経優位に切り替わり、夜はエネルギーをたくわえやすい時間帯です。そう意識して夜の時間を過ごしつつ、翌日を快適に過ごせるよう、しっかり睡眠をとりましょう。

□夕食後のリラックスタイムには座りながらできるエクササイズを
□飲みの席では、まず油を使ったタンパク質中心の料理を頼む
□二日酔い防止にトマトジュースを飲む

□休日も同じ時間に起きる（そのためには夜更かししすぎない）

日中はしっかり筋肉を動かしてエネルギーを消費して、夜はしっかり休む。食事は糖質に偏らないようにして、食物繊維とタンパク質を意識する。そんなメリハリのある生活が、自分の体と人生を変えてくれます。一緒に「代謝生活」をはじめましょう！

本文図版　ニッタプリントサービス
編集協力　橋口佐紀子

池谷敏郎（いけたに・としろう）
池谷医院院長、医学博士。1962年、東京都生まれ。東京医科大学医学部卒業後、同大学病院第二内科に入局。97年、医療法人社団池谷医院理事長兼院長に就任。専門は内科、循環器科。現在も臨床現場に立つ。生活習慣病、血管・心臓などの循環器系のエキスパートとして、数々のテレビ出演、雑誌・新聞への寄稿、講演など多方面で活躍中。東京医科大学循環器内科客員講師、日本内科学会認定総合内科専門医、日本循環器学会認定循環器専門医。
著書に『50歳を過ぎても体脂肪率10％の名医が教える 内臓脂肪を落とす最強メソッド』（東洋経済新報社）、『「末梢血管」を鍛えると、血圧がみるみる下がる！』（三笠書房）、『血管を強くして突然死を防ぐ！』（PHP文庫）などがある。

代謝《たいしゃ》がすべて
やせる・老《お》いない・免疫力《めんえきりょく》を上《あ》げる
池谷敏郎《いけたにとしろう》

2020年 9月 10日　初版発行
2024年 10月 25日　9版発行

◆◇◇

発行者　山下直久
発　行　株式会社KADOKAWA
〒102-8177　東京都千代田区富士見 2-13-3
電話　0570-002-301（ナビダイヤル）
装 丁 者　緒方修一（ラーフイン・ワークショップ）
ロゴデザイン　good design company
オビデザイン　Zapp!　白金正之
印 刷 所　株式会社KADOKAWA
製 本 所　株式会社KADOKAWA

角川新書

ISBN978-4-04-082372-0 C0247